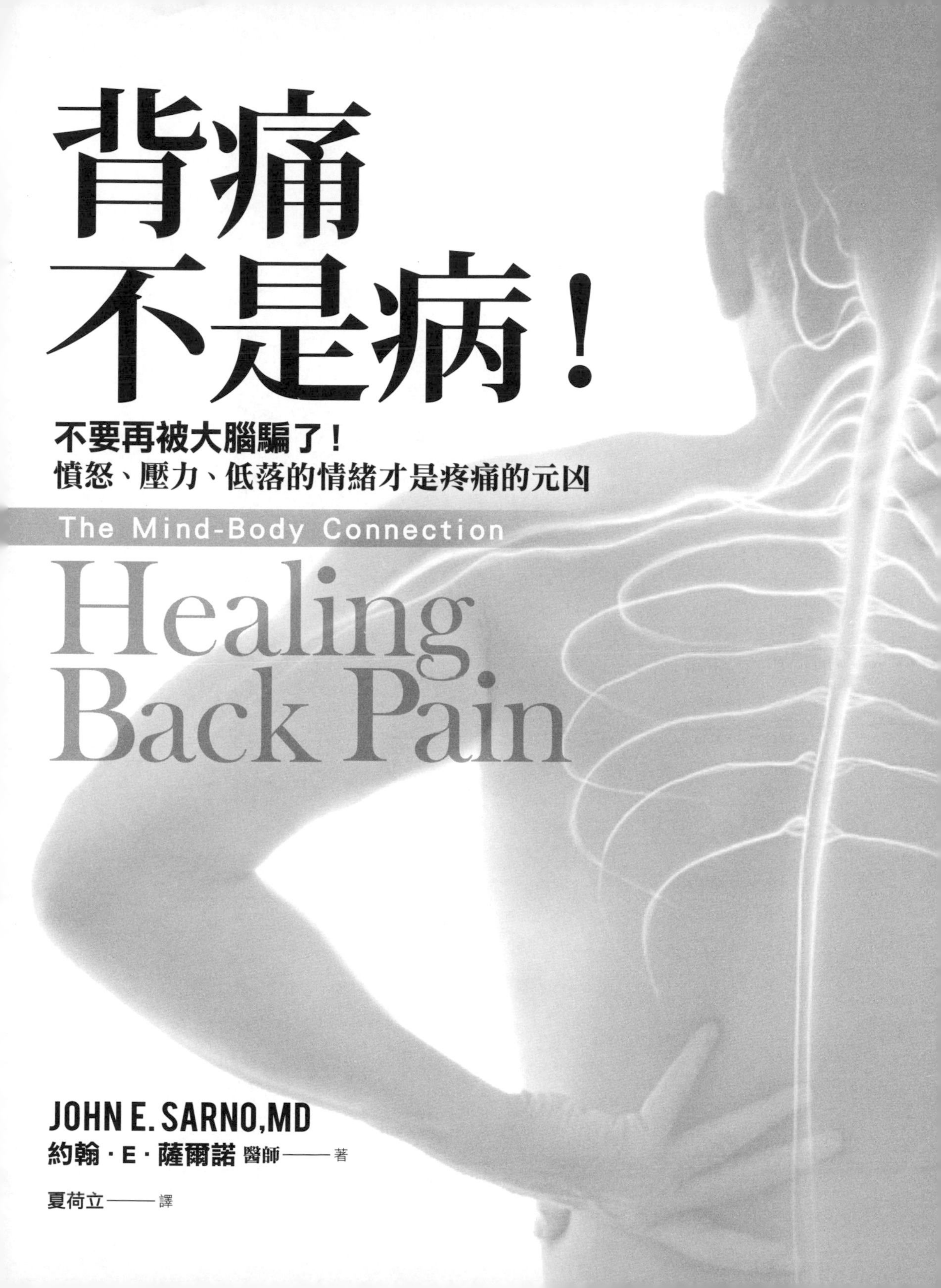

背痛不是病！

不要再被大腦騙了！
憤怒、壓力、低落的情緒才是疼痛的元凶

The Mind-Body Connection

Healing Back Pain

JOHN E. SARNO, MD
約翰．E．薩爾諾 醫師——著

夏荷立——譯

薩爾諾醫師給緊張性肌神經症候群（TMS）❶患者的忠告

應該：

- 恢復身體活動。體力活動不會傷害你。
- 與大腦對話：告訴大腦你再也受不了了。
- 停止對背部的一切物理治療——這些治療可能會阻礙你康復。

不該：

- 壓抑你的憤怒或情緒——它們會讓你背痛。
- 想成自己受傷了：心理上的制約會導致持續的背痛。

• 被背痛嚇住。你有能力克服背痛。

治療背痛

薩爾諾醫師透過自己患者的實際病歷，說明了為什麼緊張和隱藏不發的情緒（尤其是憤怒）會導致慢性背痛，以及認識與理解如何成為對付背痛的第一步。

編按：○為原註；●為譯註。

❶ 緊張性肌神經症候群（TMS）是一種由情緒及心理問題引發背痛的病症，書中將會有詳盡的說明。

目錄

二〇一六年原文版序

很高興得知出版商重新發行《背痛不是病！》這本書，我才有機會向新的讀者介紹這本書的歷史與臨床醫學背景（這本書於一九九一年發行初版）。

我的專長是復健醫學，又是洛斯克復健醫院（Rusk Institute of Rehabilitation Medicine）門診部主任，因此早在一九六五的時候，我治療過的疼痛症患者（其中大多數都是背痛）數量高於平均數。我永遠無法預測治療的結果，這不但讓我覺得受挫也很沮喪。身爲一名醫師，我熱衷於做出準確的診斷與治療，多年下來這個事實讓我覺得愈來愈苦惱：患者的疼痛模式和身體檢查結果經常與認定的病理不符。舉例來說，放射攝影檢查的結果，病痛可能歸因於最後一節腰椎（即脊柱）的關節患退化性關節炎，但是患者又往往在與這些關節無關的地方出現疼痛。我所接受的正統醫學訓練告訴我，背痛主要是由於脊柱的結構異常（最常見的是關節炎或椎間盤疾患）或姿勢不良、神經受到壓迫或缺乏運動造成的。我只能按照傳統醫學訓練去治療患者。

一九七〇年代初期，我開始注意到一點，具有相同身體檢查結果的患者，其治療效果似乎更取決於他們對我這個醫生的信任程度，而不是我所施予的物理治療。我開始認爲背痛是身心方面的問題，特別是我看過的多數患者都有其他身心症狀表現的病史。我提出一套新的理論，解釋疼痛症的病因，將它命名爲緊張性肌炎症候群（tension myositis syndrome, TMS），其後爲求更精準，又將它改爲緊張性肌神經症候群（tension myoneural syndrome，縮寫不變），凸顯普遍都有的神經症狀，而不是肌肉發炎症狀。

背痛這種身體狀況可能是心身症的理論，打臉傳統醫學和我所受的醫學訓練。然而，我本身的病史和個性、我從成千上萬痛苦的患者身上所觀察到的，還有我當了九年家庭醫師的經驗，都讓我接受了這個想法。我通過改變治療方案，強調情緒在疼痛病因中所起的作用，來檢驗這個理論，我的患者明顯有所改善。我可以開始預測哪些患者會康復得不錯，哪些患者不會。這對我如何治療（最後得以幫助）患者來說，實在是令人興奮的發展。

自《背痛不是病！》首次出版以來的二十五年間，背痛的發生率與影響呈指數式增長。①

① J.K. Freburger, G.M. Holmes, R.P. Agans, A.M. Jackman, J.D. Darter, A.S. Wallace, L.D. Castel, W.D. Kalsbeek, and T.S. Carey, "The Rising Prevalence of Chronic Low Back Pain," *Archives of Internal Medicine* 169, no. 3 (Feb. 2009): 251–258.

這份統計數據和資料十分驚人。現在在美國有超過一億人受到背痛的影響，每年耗費超過一千億美元，其中有三分之二是工資損失和生產力下降。②二〇一〇年全球疾病負擔（Global Burden of Diseases, GBD）報告，針對二百九十一種疾病和傷害狀況進行研究，將下背痛（low back pain，也稱腰痛，即俗稱的腰痠背痛）列為導致失能的最主要原因，在整體負擔方面名列第六。③如果以失能調整損失人年（Disability Adjusted Life Years, DALYs）❶來衡量，估計在一九九〇年至二〇一〇年間腰痛的發生率提高了四十三%，導致預測失能損失人年的年數將很快超過因早逝而損失的生命年數。④

隨著背痛發病率的提高，製藥業推出新的鴉片類止痛藥（opioid pain medication），合成類鴉片藥物（synthetic opiate）的銷售也成長了四倍。這個現象可能部分是業者推動的，不過許多患者對這些藥物表示歡迎也促成此一現象，也許是因為他們相信現代醫學有能力治癒所有疾病才會這樣，⑤也或許是希望減輕因慢性疼痛和失能而導致的絕望。簡言之，慢性疼痛的流行為患者增添無數身體和情感方面的挑戰，使他們無法過上滿意、舒適與滿足的個人和家庭生活。

自一九九一年以來，還有一個重大的轉變，那就是個人愈來愈多地參與自己的醫療保健決策，我們對健康的理解也發生了根本性的變化。如今公眾獲取健康資訊的管道之多可謂前所未有，特別是透過網際網路，患者也成了自我健康的擁護者。公眾的健康素養也顯著提高，這點反映在大量發行的出版物內容之複雜，以及在各種規模大小的社區成立的健康和保健中心與計畫。

權力從醫師轉移到患者手上，這種情形大半是因爲患者可以從網絡上取得臨床資訊，⑥

---

② J.N. Katz, "Lumbar Disc Disorders and Low Back Pain: SocioEconomic Factors and Consequences," *The Journal of Bone and Joint Surgery* Am. 88, no. 2 (Apr. 2006): 21-24; S. Dagenais, J. Caro, and S. Haldeman, "A Systematic Review of Low Back Pain Cost of Illness Studies in the United States and Internationally," *The Spine Journal* 8, no. 1 (Jan–Feb. 2008): 8–20; W.T. Crow and D.R. Willis, "Estimating Cost of Care for Patients with Acute Low Back Pain: A Retrospective Review of Patient Records," *The Journal of the American Osteopathic Association* 109, no. 4 (Apr. 2009): 229–233.

③ Damian Hoy, et al, "The Global Burden of Low Back Pain: Estimates from the Global Burden of Disease 2010 Study," *Annals of the Rheumatic Diseases* 73, no. 6 (2014): 968–974.

❶ 或譯失能調整生命年。是衡量整體疾病負擔的一種方法，指一個人因早夭或失能，所造成的生命損失年數，相當於生命損失人年數加上失能損失人年數。

④ J.N. Smith, *Epic Measures: One Doctor. Seven Billion Patients* (New York: HarperCollins Publishers, 2015).

⑤ Celine Gounder, M.D., "Who is Responsible for the Pain-Pill Epidemic?" *The New Yorker* (Nov. 8, 2013).

⑥ P. Hartzband and J. Groopman, "How Medical Care is Being Corrupted," *The New York Times* (Nov. 18, 2014).

導致現在個人被視爲消費者，應該爲自己的健康負責。⑦事實上，緊張性肌神經症候群是一種診斷，其治療方法就是教育，這剛好適合更現代的思維方式。我的主張是這樣的，如果有更多醫師和患者了解緊張性肌神經症候群，就可以逆轉慢性疼痛的流行。

一九九二年，美國國會授權國家衛生研究院成立癌症輔助暨另類療法辦公室（Office of Cancer Complementary and Alternative Medicine, OCCAM），科學界承認了情緒對身體健康的作用，促使身心（mind-body）方面的研究和實踐更接近醫學主流。這項授權不僅刺激了政府支持與民間資助的研究，也將身心醫學納入醫學院的課程。⑧然而，除了精神科醫師之外，其他科別的醫師仍未充分接受身心醫學訓練，諷刺的是，在精神科醫師或心理師針對病症做適當治療之前，必須做出心身診斷的正是內科醫師、骨科醫師、風濕科醫師、胃腸科醫師、皮膚科醫師等。此外，現代醫療保健系統是建立在嚴謹的企業模式上，不允許醫師在患者身上花足夠的時間，探出症狀背後的基礎，這對遏止慢性疼痛的流行形成另一道障礙。

在我的職業生涯中，尤其是過去這五十年裡，獎勵專業化、效率和結構性資料（hard data）的醫學文化，迫使當代醫師與病患保持距離。這樣一來往往犧牲了臨床檢查與患者的情緒狀態，現在的醫師在問診時，很難讓患者談起自己的生活、希望、失望與抱負。

雖然當代醫學文化中這股趨勢已經成形，醫師仍然沒有接受過識別身心症（psychosomatic disorders，也稱心身症）的訓練。他們受過的訓練是用身體結構原因來解釋所有生理疾患，因此不會考慮情緒對生理疾患的病因所起的作用。結果，背痛患者得不到適當的治療，而治療背痛需要關注情緒現象。按照當代的診斷方法，生理疾患純粹是結構性的身體疾病造成的結果。因此，身心症的病因學無法在疼痛症的診斷中發揮作用，醫師所受的訓練也就毫無例外地將治療疾病與身體的問題聯想在一起。患者被看作是由多個系統控制的機器，完全忽略了這個人的心理也是這些系統中的其中一個。醫生工作中的這一疏忽，是導致疼痛症流行病學增加的主要因素。

我在撰寫《背痛不是病！》這本書時，用意是向專業人士和一般大眾講述一種常見，甚至可以說是很普遍的疼痛症。我萬萬沒有預料到，光是讀了這本書就能減輕那麼多患者的痛

⑦ Eric Topol, M.D., *The Patient Will See You Now: The Future of Medicine is in Your Hands* (New York: Basic Books, 2015).

⑧ J.H. Young, "The Development of the Office of Alternative Medicine in the National Institutes of Health 1991–1996," *Bulletin of the History of Medicine* 72, no. 2 (Summer 1998): 279–298; V. Brower, "Mind-Body Research Moves Towards the Mainstream," *EMBO Reports* 7, no. 4 (Apr. 2006): 358–361.

苦。不過，我還是繼續收到寄自世界各地的來函，患者表示閱讀這本書就足以治癒他們的痛，心理上就有了病識感。這些病識感還可以保護患者免受其他心理生理疾患（即身心症）之害。

我一直對知識所具有的治癒力量感到震驚和印象深刻，這也成爲我對緊張性肌神經症候群患者進行治療的指導原則和實踐方法。當然，我永遠感謝他們坦誠地講述了自己的身心掙扎，並願意相信我，接受並證實了這套在許多人看來荒謬絕倫的理論。如果沒有我的患者和許許多多人出面分享他們在對抗慢性疼痛方面所做的鬥爭和成就，我就不會有機會發展出一套更健全的緊張性肌神經症候群理論，這套理論也就沒有機會繼續幫助大量患有慢性疼痛、身體衰弱的患者。

在人類經驗中，身心症是不可避免的一種表現。幾乎每個人都有過一些身心症狀。我認爲《背痛不是病！》這本書的再版是一件重要的大事，它凸顯出被賦予權力的疼痛症患者希望能將人視爲複雜的情感和肉體的存在，去治療他們的疼痛。希望我的同僚們能繼續研究，並爲我們理解心理生理疾患的診斷和治療做出貢獻。

約翰・E・薩爾諾

二〇一六年八月於紐約市

引言

繼一九八四年出版《心靈戰勝背痛》（*Mind Over Back Pain*）之後，我又出版了這本書。本書講的是緊張性肌炎症候群❶這種疾患，而我有理由相信它是造成我們常見的肩、頸、背、臀與四肢疼痛的主因。書出版後這幾年裡，我又進一步發展並澄清我如何診斷與治療緊張性肌神經症候群的觀念，因此有必要寫出這本書。

多年來，這些疼痛症的發病率不斷提高，造成驚人的公共衛生問題。我們繼續看到統計數據顯示，美國約八〇%的人口有這些疼痛症狀的病史。一九八六年八月《富比士》（*Forbes*）雜誌有一篇文章報導，美國每年花費五百六十億美元處理這種無所不在的疾患所造成的後果。它是美國勞工曠職的最大原因，在美國人就醫原因中也高居第二，僅次於呼吸道感染。

❶作者後來將之更名為「緊張性肌神經症候群」，後面全部採用此名，詳見二〇一六年原文版序。

這一切都發生在過去這三十年之中。爲什麼？經過幾百萬年的演化之後，美國人的背會突然間變得如此不中用嗎？爲什麼這麼多人的背容易受傷？爲什麼醫學界對遏制這種流行病如此無能爲力？

本書的目的就是要回答上述這些問題，以及諸多普遍存在的問題。這篇論文將提出這樣的論點，這種流行病就像所有流行病一樣，是醫學未能識別出疾病的本質，即未能做出正確診斷的結果。瘟疫之所以肆虐全球，那是因爲當時大家都對細菌學或流行病學一無所知。也許很難相信，二十世紀高度發達的醫學居然無法正確識別出簡單常見如疼痛症這種病的病因，不過，醫師和醫學研究人員終究是人，不是無所不知的，最重要的是，還受制於偏見這個長久不去的弱點。

這裡所指的偏見是，這些常見的疼痛症候群必然是脊柱結構異常，或是化學或機械造成肌肉缺損的結果。同樣重要的是傳統醫學所持的另一種偏見，即情緒不會引起生理變化。我在治療緊張性肌神經症候群這方面的經驗，正好與這兩種偏見互相矛盾。這種疾患是一種良性的（雖然會痛）軟組織（不是脊柱）生理異常，它是情緒過程引起的。

我最初意識到這個問題的嚴重性是在一九六五年，當時我加入現在改名爲紐約大學朗格尼醫學中心洛斯克復健醫院所的工作團隊，擔任門診部主任。那是我第一次大量接觸到肩、頸、背、臀疼痛的患者。傳統醫學訓練告訴我，這些疼痛主要是由於脊柱的各種結構異常引起的，最常見的是關節炎和椎間盤疾患，或者可以歸因於姿勢不良、運動不足、過度勞損等一大串模糊的肌肉狀況。至於腿部或手臂的疼痛，則可以推測是由於神經受到壓迫（夾到了）所致。然而，我們又完全不清楚這些異常是如何造成實質的疼痛。

針對這些疼痛所提的治療原理也同樣令人費解。疼痛的治療包括注射，以及採用超音波治療的深層熱療、按摩和運動。誰也不清楚這些療法的作用，反正它們在某些情況下似乎有效。據說運動可以加強腹部和背部肌肉，在某種程度上讓脊柱有所支撐，防止疼痛。

治療這些患者的經驗令人感到灰心喪氣；我們永遠無法預測結果。此外，令人不安的是，疼痛的模式和身體檢查的結果往往與假定疼痛的原因不相關。例如，疼痛的原因可能出在脊柱下端患退化性關節炎的病變，但是患者感到疼痛的部位可能與那部分的骨頭無關。或者患者可能是椎間盤向左突出，卻痛在右腿。

隨著人們對傳統醫學診斷準確性產生懷疑，他們意識到主要的病變組織是肌肉，特別是肩、頸、背和臀部的肌肉。但更重要的是，觀察到的患者有八十八%患緊張性頭痛或偏頭痛、心口灼熱（俗稱火燒心）、食道裂孔疝氣（hiatus hernia，或稱橫膈膜裂孔疝氣）、胃潰瘍、結腸炎、大腸痙攣、大腸激躁症（簡稱腸躁症）、花粉熱、氣喘（或哮喘）、濕疹等各種疾病，這些症狀都被強烈懷疑與緊張有關。患者疼痛的肌肉狀況可能是由緊張引起的，這樣的推斷似乎很合乎邏輯。因此，我才會提出緊張性肌神經症候群。（myo 這個字首指的是肌肉；緊張性肌神經症候群在此被定義爲肌肉疼痛狀態的變化。）

我將這項理論付之測試，對患者做相應的治療，治療結果有所改善。事實上，這樣就可以比較準確地預測哪些患者會康復，哪些患者可能不會好。這是本書所描述的診斷和治療方案的開始。

需要強調的是，本書並未提出一套治療背痛的「新方法」。緊張性肌神經症候群是一種新的診斷，因此必須採取與診斷相應的方式去治療。當初醫學界認識到細菌是造成許多感染的原因，就去尋找對付細菌的辦法，因此才有了抗生素。如果是情緒因素導致一個人背痛，就必須找出合適的治療方法。顯然，傳統的身體治療沒有邏輯可言。相反地，經驗顯示唯一能夠成功治療這個問題且永久的方法，是教導患者了解他們身上的問題。對於外行人來說，這可能沒有多大意義，但是只要你繼續讀下去，應該會逐漸明白。

這就是全人醫學（holistic medicine）嗎？不幸的是，所謂的全人醫學這東西其實是科學、僞科學，加上民間傳說的大雜燴。只要是無法歸入主流醫學的東西都可以被視爲全人醫學，但更準確地說，它的中心思想是我們必須治療「整個人」，這是一個開明的觀念，卻受到當代醫學的普遍忽視。但這並不意味著可以將違背醫學慣例的一切都定義爲全人醫學。

也許「全人」應該被定義爲對健康和疾病的考量，包含了情感與結構方面。我們接受這樣的定義，並不代表排斥科學方法。相反地，當我們要在醫療這個方程式中增添情緒層面的考量（這樣做很難），需要提出證明，結果還要可以複製，這點就會變得愈來愈重要。因此，這不是一般大眾所知的全人醫學。我希望它是良好醫學的範例——準確的診斷與有效的治療，以及優良的科學——從觀察得出結論，並透過經驗加以驗證。雖然造成緊張性肌神經症候群的原因是緊張，但是按照臨床醫學的傳統，診斷是根據身體而非心理因素下的。

從某種意義上來說，所有醫師都應該是「全人醫學」的實踐者，因爲他們認識到身心之間的互動。將情緒層面排除在健康和疾病研究之外是蹩腳的醫學，也是差勁的科學。

有一點需要強調：雖然緊張性肌神經症候群是由情緒現象誘發的，但它是一種生理疾患。它必須經由醫師診斷，而這個醫師必須有能力識別該病症的生理層面和心理層面。精神科醫師可能會懷疑，患者的症狀是由情緒引起的，但是由於他們並沒有受過生理症狀診斷方面的訓練，因此無法確診患者是否患有緊張性肌神經症候群。由於很少有醫師受過可以識別出源於心理因素疾患的訓練，因此緊張性肌神經症候群就這樣被忽視了，患者也無法得到診斷。必須經由醫師診斷這點尤爲重要，以免得出一個「疼痛全都是腦袋有問題」，這種帶有貶義的結論。

醫師對這種診斷有什麼看法？大多數的醫師可能沒有意識到這一點。我已經針對這個主題寫過幾篇醫學論文，也在教科書上寫過幾個章節討論這個主題，但是接觸到的讀者有限，主要是在復健醫學領域工作的醫師。近年來，有關緊張性肌神經症候群的醫學論文已經無法被接受並發表，原因無疑出在這些觀念打臉當代的醫學法則。對那些可能會讀到這本書的醫師，我要指出這點，這本書比我發表過的任何一篇論文都更完整，它雖是寫給一般讀者看的，但是對醫師來說也很有用。

從我身邊醫師的反應來看，大多數醫師要麼忽視這樣的診斷，要麼拒絕做這樣的診斷。有幾個與我同一個專業的醫師說，他們看得出這樣診斷是正確的，但發現要治療這類患者很難。希望年輕一代的醫師更有能力應付這類問題。本書的用意之一就是希望能接觸到那些年輕的醫師。

患有肩、頸、背、臀疼痛，並認爲自己可能患有緊張性肌神經症候群的讀者怎麼辦？一本書無法代替醫師，我也無意透過這本書做診斷和治療。我認爲，拿出一本書或是端出一套DVD，就標榜自己是醫師，這樣做不僅不符合職業道德，同時也是墮落的。必須對疼痛症候群進行適當的研究，以排除癌症、腫瘤和骨科病等嚴重疾病。如果任何地方出現持續性疼痛，一定要去看醫師，以便進行適當的檢查和檢驗。

由於這些常見的疼痛症候群代表一個重要的公共衛生問題，除非醫學界對其病因的認知發生改變，否則問題無法解決；作者寫這本書的主要目的，是提高醫學領域內與領域外的意識。

講完寫作本書的目的之後，還得提提前作《心靈戰勝背痛》，否則就顯得我這人不夠坦率了。有許多讀過上一本書的讀者告訴我，他們的症狀得到改善，甚至完全消失了。他們的反映證實了以下這個觀點，即對疾病的識別與了解是治癒的關鍵因素。

科學要求所有新的想法都要通過經驗與複製的驗證。新的觀念被普遍接受之前，無疑必須先得到證明。這本書裡所提出的理論必須經過研究調查。按照科學醫學的傳統，我邀請我的同事查證或指正我的工作。背痛的問題實在太大了，急需一套解決方案，所以他們不該無視它。

1
緊張性肌神經症候群的各種表現

我所見過的，只要是肩、頸、背、臀疼痛的患者，無不相信這種痛是受傷造成的，是由於身體活動所造成的「傷害」。「我在跑步（打籃球、網球、保齡球）時傷到了自己」「我抱起小女兒之後就痛起來了」，或是「當時我要打開一扇卡住的窗戶」「十年前我受到一起後方來車追撞事故波及，從那時候起就反覆背痛。」

疼痛意味著傷害或損害，這個觀念在美國人的意識中根深柢固。想當然耳，如果一個人在從事身體活動的時候開始痛起來，就很難不把疼痛歸咎於這項活動。（這往往是騙人的，後面我們就會看到。）但是背部很脆弱、容易受傷，這個觀念的普遍存在，對美國民眾來說無異是一場醫療災難，現在美國有一支半殘的男男女女所組成的大軍，由於害怕造成進一步的傷害，或是再次帶來可怕的疼痛，他們的生活受到嚴重的限制。我們常聽人說：「我怕再次傷到自己，所以我做什麼事都很小心。」

多年來，這種想法一直受到醫學界和其他治療者誠心誠意地推崇。我們認爲，肩、頸、背和臀的疼痛是由於脊柱和相關組織的損傷或疾病，或是這些組織周圍的肌肉和韌帶機能不全所致，然而這些診斷觀念並未經過科學的驗證。

另一方面，過去十七年來，我根據完全不同的診斷去治療這些疾患，成績可喜。根據我的觀察，這些疼痛症大都是由於肌肉、神經、肌腱和韌帶緊張所造成的結果。這點已經從簡單、快速、徹底的治療方案所取得的高成功率得到了證明。

醫學對脊柱先入爲主的成見出自基本的醫學理念與訓練。現代醫學主要是以機械與結構爲導向。身體被視爲一台極其複雜的機器，疾病則是由感染、外傷、遺傳性缺陷、退化，當然還有癌症等引起的機器故障。同時，醫學科學對實驗室情有獨鍾，認爲除非能在實驗室裡得到證明，否則都是無效的。沒有人會質疑實驗室對醫學進步所發揮的重要作用（例如見證了青黴素和胰島素）。遺憾的是，有些東西很難放在實驗室裡做研究。其中之一就是心靈和主宰它的器官：大腦。情緒並不適合拿來做試管實驗與測量，所以現代醫學選擇忽視情緒，並且堅信情緒與健康和疾病的關係不大。因此，儘管有很多人承認情緒可能會加重「生理方面」所造成的疾病，大多數的執業醫師並不認爲情緒在引起生理疾患方面起到重要的作用。一般來說，醫師在處理與情緒有關的問題時都會感到不自在。他們傾向於將「屬於心靈的東西」和「屬於身體的東西」截然分開，只有處理後者才會讓他們感到自在。

發生在十二指腸的消化性潰瘍就是一個很好的例子。潰瘍主要是由「緊張」引起的，儘管有一些醫師對此仍有異議，但是這點普遍受到執業醫師的認可。然而與此邏輯相反的是，治療的主要重點仍放在「醫藥方面」，而不是「心理方面」，醫師開藥來中和或防止胃酸分泌。但是，未能針對疾病的主因治療就是差勁的治療；這是對症治療，我們在醫學院的時候就被警告過的。由於大多數醫師認爲他們的職責就是治療身體，所以儘管心理方面才是問題的根本原因，但是它就這樣被無視了。平心而論，有些醫師嘗試針對情緒緊張有所表示，說出來的卻又往往流於表面，像是：「你應該放輕鬆點，你就是做事太賣力了。」

疼痛症看起來如此「生理」，醫師實在很難想到它們可能是心理因素所造成，所以他們就堅持結構性的解釋。然而，由於這樣的做法，這個國家現在疼痛盛行，他們得負起主要的責任。

如果結構異常不會導致肩、頸、背、臀的疼痛，那麼是什麼原因造成的？多年來的研究和臨床經驗顯示，這些常見的疼痛症是某些肌肉、神經、肌腱和韌帶發生生理變化的結果，我稱之爲緊張性肌神經症候群。它是一種無害卻可能非常痛苦的疾病，是由特定、常見的情緒狀況造成的。本書的目的就是詳述緊張性肌神經症候群。

本章後續部分將討論哪些人會患緊張性肌神經症候群、它好發於身體的哪些部位、疼痛的各種模式，以及緊張性肌神經症候群對患者健康和日常生活的整體影響。其後各章則將討論緊張性肌神經症候群的心理學（這是一切的源頭）、生理學，以及如何去治療。我會回顧傳統的診斷和治療，最後再用一章來討論在健康和疾病問題上，身體與心靈之間重要交互作用。

誰會患緊張性肌神經症候群？

我們幾乎可以說，緊張性神經肌症候群是一種從搖籃到墳墓，一生當中的每一個階段都會得的疾病，緊張性肌神經症候群確實會發生在兒童身上，不過可能要到五、六歲才會發病。當然，它在兒童身上的表現與在成人身上的表現不同。我相信發生在兒童身上，我們稱之爲「生長痛」的東西，正是緊張性肌神經症候群的表現。

「生長痛」的原因迄今不明，不過醫師總是樂於向爲人母者再三保證，這種情況是無害的。有一天，我聽一個年輕的母親描述她的女兒半夜腿痛得厲害，突然想到一點，這個孩子經歷的情況非常像成人的坐骨神經痛，這很顯然是緊張性肌神經症候群常見的表現之一，那麼「生長痛」很可能是表現在兒童身上的緊張性肌神經症候群。

由於緊張性肌神經症候群這種病症通常不會留下任何有形的證據，難怪沒有人能夠解釋

「生長痛」的性質。它會出現暫時性的血管收縮，引起症狀，然後一切又恢復正常。

在兒童身上發作的情緒刺激，與在成人身上發作的刺激沒什麼兩樣，都是焦慮。有人也許會說，在兒童身上發作的緊張性肌神經症候群是一場超級大惡夢。它是惡夢的替代品，是心智所下達的上級命令，決定產生生理反應，而不是讓這個人體驗痛苦的情緒，這也是發生在成人身上的狀況。

另一方面，我在八十多歲的男性與女性身上也見過這種症候群。這種症候群似乎沒有年齡限制，怎麼會有年齡限制呢？一個人只要有情緒，就很容易患上這種疾患。

哪一個年齡層的人最常見呢？我們能否從這些統計數據中學到什麼？一九八二年進行的一項後續調查，有一百七十七名患者受訪，問到他們在接受緊張性肌神經症候群治療後的現狀。（調查結果請參見第136頁）我們得知，有七十七%的患者年齡介於三十歲至六十歲之間，九%的患者是二十幾歲，只有四個是青少年（占二%）。另一方面，只有七%的人是六十幾歲，四%的人是七十幾歲。

這些統計數據強烈顯示，大多數背痛的原因是情緒性的，因為三十歲到六十歲之間這個年齡層屬於我所說的「肩負責任的年紀」。這是一個人一生當中壓力最大的時期，他們要成功、要養家、要出人頭地，這也是緊張性肌神經症候群發病率最高的時期，這點很合乎邏輯。此外，如果脊柱的退化性病變〔例如，骨性關節炎（osteoarthritis，即退化性關節炎）、椎間盤退化和突出、小面關節炎（facet arthrosis）、脊椎狹窄症（spinal stenosis）〕是背痛的主要原因，這些統計數據就不符了。在這種情況下，從二十多歲開始，發病率會逐漸提高，發病率最高的是年紀最大的人才對。誠然，這只是間接證據，卻充滿了暗示性。

所以，我們來回答「誰容易患緊張性肌神經症候群？」這個問題，答案是「任何人」。但是它肯定好發於中年，也就是承擔責任的那些年。現在我們來看看緊張性肌神經症候群是如何表現的。

緊張性肌神經症候群出現在哪些部位？

肌肉

緊張性肌神經症候群主要侵犯的組織是肌肉，因此最初稱爲緊張性「肌炎」症候群（就如前面說過的，myo 這個字首代表「肌肉」）。人體容易受到緊張性肌神經症候群影響的肌肉只有後頸、整個背部和臀部的肌肉，統稱爲姿勢肌（postural muscles）。它們之所以被命名爲姿勢肌，是因爲它們能夠維持頭部和軀幹的正確姿勢，並有助於有效地使用手臂。

比起四肢肌肉，姿勢肌的慢縮肌肌纖維比例更高，使它們做起耐力活動更有效率，而這正是姿勢肌所需要的。緊張性肌神經症候群僅限於這組肌肉，是否是這個原因造成的，我們不得而知。不過，由於最常受到侵犯的肌肉承擔著最重要的工作，所以這是有可能的。這些是臀部肌肉，在解剖學上稱爲**臀部肌群**（gluteal muscles）。它們的工作是維持軀幹直立於腿上，防止它向前或向兩側倒下。據統計，腰臀位置正是緊張性肌神經症候群好發的部位。

臀部正上方就是腰部肌肉（在腰背部脊椎凹陷處），通常與臀部肌肉同時遭殃。偶爾，臀肌或腰肌也會單獨受到影響。大約三分之二的緊張性肌神經症候群患者主要是這個部位痛。

其次受到侵犯的是肩頸肌肉。疼痛通常發生在頸側與肩頭部位，即上斜方肌。

緊張性肌神經症候群可能發生在背部的任一處，如肩膀和腰部之間，但是發生疼痛的頻率遠低於上述兩個部位。

通常，患者會抱怨這幾個主要部位其中一處疼痛，例如左臀或右肩，但是身體檢查透露的結果非常有趣，也很重要。我們發現，當我們對背部三個部位的肌肉施加壓力（觸診）：即兩臀外側（有時是整個臀部）、腰部肌肉和兩塊斜方肌上方（肩部）的肌肉，幾乎所有患者都會出現壓痛。這種一致的模式很重要，因爲它支持了這個假設，即疼痛症源於大腦，而不是脊柱結構異常或肌肉機能不全。

神經

受到這種症候群牽連的第二種組織是神經，特別是所謂的**周邊神經**。正如所料，最常受到影響的神經位於最常受到侵犯的肌肉附近。

坐骨神經位於臀部肌肉深處（兩側各有一條）；腰椎神經位於腰椎旁肌肉下方；頸椎神經和臂神經叢位於上斜方肌（肩部）的肌肉下方。這些都是患緊張性肌神經症候群最常受到影響的神經。

事實上，緊張性肌神經症候群看似是一個局部性的進程，而不是針對特定結構的過程。所以，當它影響一個特定部位時，所有的組織都會缺氧，而這個人就可能會同時出現肌肉疼和神經痛。

當肌肉和／或神經受到影響，可能會導致各種不同的痛。這種痛感可能是銳痛（sharp）、悶痛（aching）、灼痛（burning）、電擊痛（shock-like），或是感覺像壓痛。除了疼痛外，受到侵犯的神經還可能產生針刺感、刺痛（tingling）和／或麻木感，有時還會出現腿部或手臂無力的感覺。有些案例，甚至還可以測得肌無力。後者可用肌電圖（EMG）檢查記錄取得。肌電圖異常往往被當作是由於結構性壓迫導致神經損傷的依據，但事實上，肌電圖變化在緊張性肌神經症候群患者身上極爲常見，通常顯示受到侵犯的神經數量之多比結構異常所能解釋的還要多。

腰椎和坐骨神經的症狀都出現在腿部，是這些神經行經之處。頸椎神經和臂神經叢受到侵犯，會導致手臂和手出現症狀。傳統的診斷將腿痛歸咎於椎間盤突出，將手臂疼痛歸咎於「神經根受壓」（pinched nerve）。（參見第五章）

緊張性肌神經症候群可能侵犯肩、頸、背、臀的任何神經，有時會產生不尋常的疼痛模式。其中最可怕的一種是胸痛。出現胸痛時，我們會立即想到心臟，沒錯，確保心臟這個器官沒問題，這點始終很重要。一旦經過確認後，我們應該記住，上背部的脊神經可能會因爲緊張性肌神經症候群而輕度缺氧，這可能是疼痛的根源。這些神經是爲驅幹的前胸和後背工作，因此造成胸痛。

記住：務必要找正規的醫師看病，排除重大疾病的可能。請勿將這本書當作自我診斷的指南，作者寫作本書的目的是爲講述**緊張性肌神經症候群**這種臨床實體。

有人可能會經由患者的病史或體檢報告，甚至兩者同時考慮，懷疑緊張性肌神經症候群是否存在神經受到侵犯這回事。坐骨神經痛可能會影響腿部的任何一個部位，大腿上部與前側除外。這還要看神經幹受到缺氧影響的程度，因此存在的差異相當大。如上所述，患者也可能還會抱怨種種奇怪的感覺與無力。

做身體檢查時，會測試肌腱反射和肌力，以確定缺氧是否足以刺激神經，進而干擾運動衝動的傳遞。同樣地，也會進行感覺測試（例如，感受針刺的能力），以確定受侵犯的神經其感覺纖維是否完整。記錄感覺障礙或動作障礙的主要優點是能夠與患者討論這些缺陷，並向他們保證無力、麻木或刺痛的感覺確實是無害的。

爲患者做檢查時，出於不同的原因，也總會做所謂的直腿抬高測試，至於是否做這個測試則看做檢查的人而定。如果患者臀部嚴重痠痛，腿伸直後將無法抬得很高，抬高後也會感到很痛。疼痛可能是由肌肉、坐骨神經或兩者引起的。大多數情況下，這個症狀並不意味著

麼說。

最近我看過一位患者，她在一次小事故後痛的地方是一個新的部位。她說痛的是臀部，X光片顯示她的髖關節患有關節炎，疼痛的那邊情況比較嚴重，她被告知這是造成她疼痛的原因。過去的病史證明她很容易受緊張性肌神經症候群影響，我便建議她來做個檢查。X光片顯示，相關關節出現極輕微的關節炎病變，她的情況與她這個年齡層的人差不多。她的關節活動範圍極佳，腿部負重或活動時也未感到疼痛。我讓她摸出感到疼痛的確切位置時，她摸出一小塊地方，這地方的肌腱附著在骨頭上，位置在髖關節上方；這個地方壓了會痛。我告訴她，我認為她患了緊張性肌神經症候群的肌腱疼痛，幾天後疼痛就消失了。

髖部肌腱疼痛最常被歸咎於所謂的**髖關節滑囊炎**（trochanteric bursitis，或稱股骨大轉子滑囊炎）。這次我並沒有做出那樣的診斷，因為疼痛的位置在股骨的轉子上方，也就是在髖部上端外側可以感覺到骨頭突出的部位。

緊張性肌神經症候群可能表現在許多部位，而且往往會四處移轉，尤其是在採取某些措施來對抗這種疾病的情況下。患者經常表示，隨著老地方好轉，新的地方又會出現疼痛。大腦似乎不願意放棄這種能將注意力從情緒領域轉移的便宜之計。因此對患者來說，知道所有可能會痛的部位就特別重要。按慣例我都會告知患者，一旦出現新的疼痛部位就要打電話給我，這樣我們才可以確定它是不是緊張性肌神經症候群的一部分。

總之，緊張性肌神經症候群會侵犯三種組織：肌肉、神經與肌腱韌帶。現在我們來看看緊張性肌神經症候群的表現形式。

患者對病因和發病類型的認識

初次見到，大多數人會以爲他們是受到傷害、退化過程、先天異常（congenital abnormality，或先天畸形），或是肌力不足或柔軟度不夠的長期影響。認爲是受傷的想法可能是最普遍的。這通常與疼痛開始的情形有關。

根據我們在幾年前做過的一次調查，一群典型的患者之中有四〇%的人表示，疼痛一開始與某種身體方面的事件有關。有些人是一起小小的車禍，通常是從後追撞的事故。在冰上或台階上摔倒也很常見。舉起重物或用力推拉是另外一種，當然，經常被歸咎的還有跑步、打網球、打高爾夫或打籃球。疼痛從事件發生後幾分鐘到幾小時或幾天後開始，這引發了一些關於疼痛性質的重要質疑。患者報告的一些事件小到微不足道，例如彎腰撿起牙刷或扭身將手伸進碗櫥，但是隨之而來的痛可能與試圖抬起冰箱者所感受到的痛一樣劇烈。

我記得有一個年輕人，當時他坐在辦公桌前寫字，腰部出現痙攣，情況非常嚴重，而且持續不斷，他不得不被救護車送回家。接下來的四十八小時令他痛不欲生；他只要一動，就會引起一波新的痙攣。

如此劇烈的疼痛怎麼會是這形形色色的身體事件引起的呢？有鑑於身體事件的嚴重程度不一，且事件發生後疼痛開始的時間也有很大的差異，結論是身體事件並不是疼痛的原因，只是一個**誘因**。有許多患者顯然不需要誘因；疼痛就是會逐漸上身，或是早上一覺醒來就發生了。上面提到的調查中，有六〇%的患者屬於這一類。

身體事件是誘因這一觀點是有根據的，因爲就隨後發作的嚴重程度或持續時間而言，無法區分逐漸開始的疼痛和急劇開始的疼痛。考慮到緊張性肌神經症候群的性質，這一切就完全說得通了。儘管患者有受傷的感覺，但實際上並沒有受傷。身體事件的發生讓大腦有了機會，開始一輪緊張性肌神經症候群的發作。

還有一個理由足以懷疑受傷在這些背痛發作中的作用。在地球幾百萬年的生命演化過程中，最強大的系統之一就是生物的治癒和恢復能力。我們的身體部位受傷後，往往會很快癒合。即使是人體裡最大的骨頭——股骨，也只需要六週的時間就能癒合。在這個過程中，痛的時間很短。認爲兩個月前發生的傷害可能還會引起疼痛，這種想法是不合邏輯的，更不用說發生在兩年前、十年前的傷害了。然而，人們已經被徹底灌輸「持續性傷害」的觀念，所以毫不懷疑地接受這個觀點。

疼痛逐漸發作的患者總會將它歸咎於可能發生在多年前的身體事件，例如交通事故或滑雪意外。因爲在他們看來，背痛是「物理的」，即**結構性的**，一定是受傷造成的。對他們而言，**勢必**有一個物理因素。

這種想法是康復道路上最大的障礙之一。必須在患者的大腦中解決這個問題，否則疼痛將持續存在。漸漸地，患者需要開始從心理的角度去思考；事實上，一旦診斷出緊張性肌神經症候群，患者通常會開始想起急性疼痛發作時，生活中發生的所有心理事件，例如換新工作、結婚、家人生病、財務危機等等。或者患者會承認自己一直是個杞人憂天的人，過於一板一眼、過分有責任感、有強迫性、追求完美。這是智慧的初始，是正確看待事物這個過程的開始。在這種情況下，承認身體有疾患，這個認知在人類生物學上發揮了心理作用。不意識到這一事實，注定會讓自己永遠置身疼痛和失能之中。

發病特徵

急性發作

緊張性肌神經症候群最常見且無疑也是最可怕的表現可能是急性發作。它通常是突如其來，而且那種痛常常是難以忍受的，就像前面那個年輕人的案例中所描述的那樣。最常見的發作部位則是下背，腰部（腰背凹陷處）肌肉、臀部肌肉受到侵害，或兩者都遭殃。毫不誇張地說，只要一動就會引起新一波可怕的疼痛，這種情況令人非常苦惱。很明顯，受到侵犯的肌肉已經進入痙攣狀態。痙攣是肌肉過度收縮（收緊、緊繃）的一種狀態，這種異常的狀況可能會極其疼痛。大多數人都體驗過腿部或腳部痙攣（腿腳抽筋），這是一樣的，只是受抽筋的肌肉一旦拉開，就不再抽筋。而緊張性肌神經症候群的痙攣不會消停。當它開始有所緩解，任何一個動作都可以讓它再次發作。

正如其後我們會在生理學章節（參見第99頁）中講到的，我認爲缺氧是緊張性肌神經症候群的痙攣等疼痛的原因。常見的腿抽筋很可能也是缺氧引起的，這是爲什麼腿抽筋通常發生在床上，這時候的血液循環放緩，腿部肌肉容易出現暫時性、輕度供氧減少的狀態。肌肉的收縮可使血流迅速恢復正常。但在緊張性肌神經症候群的情況下，由於自律神經的作用，血流會繼續減少，肌肉異常的狀態也會持續存在。

患者經常表示，在發病的那一刻，他們會聽到某種聲響，像是喀啦、喀嚓或啪啦聲。患者經常會講「我的背完蛋了」這句話。他們確信有什麼東西壞了。事實上，什麼都沒壞，但患者會發誓說有某種結構性損傷。聲音的出現是個謎。那是類似整脊發出的響聲，是脊椎骨發出一種「掰手指關節聲」。有一件事倒是很清楚，那種聲響意味著沒有傷害。

雖然急性發作好發的部位在下背部，但是也可能發生在頸部、肩部或上背部和下背部的任何部位。無論發生在哪個部位，它都是我所知道臨床醫學上最痛苦的一件事，可它卻是完全無害的，這件事實在很諷刺。

人體軀幹被這種疼痛發作而扭曲的情形並不少見。身軀可能向前或向一側彎，或是兼而有之。其中的確切原因和機制尚不清楚。當然，這會令人感到很不安，但並沒有特別的意義。

這些發作持續的時間長短不一，總是讓人感到恐懼和憂慮。人們普遍認爲是有什麼可怕的事情發生了，所以必須非常小心，不做任何會傷及背部和導致再次發作的事。

如果腰痛伴隨腿痛或坐骨神經痛，這就提高了椎間盤突出和動手術的可能性，患者就會更加擔心和憂慮。在這個媒體主導的時代，很少有人沒聽說過椎間盤突出，這個想法會引起極大的焦慮，導致更大的痛苦。如果在醫療檢查過程中，造影檢查顯示椎間盤突出，這種憂慮會成倍增長。如果腿部或足部出現麻木或刺痛感和/或無力（這些都可能發生在緊張性肌神經症候群患者身上），由於恐懼的孳生，那麼這些持久疼痛的發作條件就這樣確定了。正如我們在後面會討論的，椎間盤突出很少是疼痛的原因（參見第155頁）。

我們無法加快解決這種事。幸運的話，這個人會知道是怎麼回事，知道這不過是肌肉痙攣，結構上沒有什麼問題，那麼發作時間就會很短。但是事情很少如此。我都建議患者靜靜臥床，也許服用強效止痛藥，不要爲已經發生的事情傷腦筋。同時我會進一步指示患者，不斷地試試自己能否四處走動，不要假設自己將會好幾天或好幾週無法動彈。如果能夠克服恐懼，發作的時間就會大大縮短。

慢性疼痛

一半以上的緊張性肌神經症候群病例中，疼痛是逐步開始的，並沒有出現戲劇性的發作。其中有一部分病例，甚至沒有可以歸咎的具體事件。至於其他的案例，疼痛可能是在身體出事後，好幾個小時、好幾天，甚至數週之後才發作。這種模式在所謂的揮鞭式效應❶（whiplash）事故後相當常見。一輛車從後面撞上來，你的頭猛地向後一仰。身體檢查和X光片看不出骨折或脫臼，但是從此以後每到一個時間點，你就會痛起來，通常是在頸部和肩部，偶爾會出現在背部中段或下背部。也可能是手臂或手痛，就像坐骨神經痛一樣，會引起極大的焦慮。有時候，疼痛是從頸部和肩部開始，然後向下移動侵犯整個背部。如果知道這是緊張性肌神經症候群，發作歷程可能會比較短。如果做了結構性診斷，儘管做過治療，症狀可能會持續數月之久。

❶在汽車事故中，由於慣性定律的作用，乘坐者的頭部及頸部宛如鞭子般向後甩出。

發病的時間

不論是急性發作還是緩慢發作，爲什麼會在那時候開始痛呢？請記住，身體事件無論多麼戲劇化，不過是一個誘因。答案當然是在一個人的心理狀態中才找得到。有時候原因很明顯，一場財務危機或健康危機，或是一般人認爲的喜事，比方說結婚或孩子出生。我遇到過一些好勝心很強的人，他們的痛始於一場比賽的過程，比如網球賽。自然而然，他們認爲是自己「傷到」自己。當他們意識到自己患了緊張性肌神經症候群，才承認自己有多麼擔心比賽。

決定是否會出現生理反應的並不是事件本身，而是它所產生的焦慮或憤怒的程度。由於我們天生就有壓抑不快、痛苦或窘迫情緒的傾向，因此重要的是情緒的產生和**壓抑**。這些受到壓抑的情感正是緊張性肌神經症候群等類似疾病的刺激因素。焦慮和憤怒是兩種我們不願意察覺到的不良情緒，因此可能的話，心靈會將它們隱藏在潛意識的地下區域。這些都會在心理學章節中詳細討論（參見第59頁）。

然後還會有人說：「這一切開始的時候，我的生活中絕對沒有發生任何事情。」但是一旦我們開始討論日常生活中的考驗和磨難，通常就會看清楚這個人一直在製造焦慮的情緒。我認爲這種人的情緒是逐漸積累的，直至達到一個臨界點，才會開始出現症狀。一旦被指出來，這些患者會很容易意識到自己是完美主義者、責任心很強的人，他們在對付日常生活壓力時，潛意識裡會產生很多憤怒和焦慮。

延遲發作的反應

我們經常看到另一種有趣的模式。在這些案例中，患者會經歷可能持續數週或數月之久的高度緊張期，例如家人生病或是財務危機。他們在經歷麻煩時身體沒有問題，但是在一切事情結束後的一、兩週內，背痛就發作了，可能是急性發作，也可能是緩慢發作。事情似乎是這樣的，他們迎難而上，盡一切所能去處理問題，一旦事情結束後，累積的焦慮就會壓倒他們，於是疼痛就開始了。

我們也可以這樣看，危機發生期間他們沒有時間生病；所有的情緒能量都用於應付麻煩。

還有第三種可能，危機或壓力大的狀況提供了足夠的情感痛苦，夠他們分心，因此不需要身體上的痛。疼痛症似乎起到了轉移注意力的作用，將患者從受到壓抑的不快情緒（如焦慮和憤怒）上移開。當一個人正在經歷危機時，不愉快的事情已經夠多了，不需要分散注意力。

不論是哪一種心理解釋，這都是一種常見的模式，重要的是要認識這點，就不會將背痛歸咎於某些「身體」狀況。

週末假期症候群

我們何時產生焦慮，主要是看我們的人格結構細微特質而定。患者會表示，疼痛幾乎總是在他們度假的時候發作，如果是已經發作的患者，那麼在週末會變得更糟，這種情形很普遍。對某些人來說，原因很明顯。當他們一離開自己的工作或業務，就會感到非常焦慮。這情形有點像延遲反應；只要還在工作，他們就可能會「燃燒」焦慮，但是只要一離開工作，理應放鬆的時候，焦慮就會累積起來。

說到放鬆，我們經常聽到「放輕鬆」這樣的建議，好像這是自願就可以做到的事。現在也有許多促進放鬆的技巧，例如藥物、冥想和生理回饋等，不勝枚舉。然而，除非放鬆過程成功減輕壓抑的焦慮和憤怒，否則就算嘗試誘導放鬆，患者還是會出現緊張性肌神經症候群和緊張性頭痛等症狀。有些人不知該如何將日常擔憂拋諸腦後，將注意力轉移到令人愉悅的事情上。我記得一位患者就說過，她只要來上一杯飲料坐下來放鬆，毫無例外地就會開始痛起來。

最近我看過一位年輕的患者，這個案例正好闡明什麼是假期症候群。他說自己長時間以來一直承受很大的壓力，但是並沒有背痛。直到他去度蜜月，有一天晚上被一場「惡夢般的夢」驚醒，緊接著是一陣嚴重的背部痙攣，當時他說：「我的背部一整個掛了。」當然，這很可能是因爲新婚的壓力和拉扯造成的，但他是那種非常盡責的人，所以我傾向於認爲這與他的工作有關。

三個月後我見到他時，他還是有症狀，這無疑是因爲他做了核磁共振造影檢查，結果顯示脊柱下端的椎間盤突出，同時也討論到手術的可能。（核磁共振造影是一種先進的診斷程序，能夠生成人體軟組織影像，從而檢測出腫瘤或椎間盤突出等這類疾病的存在。）

不過，他讀了我針對緊張性肌神經症候群寫的書，認爲他就是我所講的典型患者，於是跑來就診。檢查結果確認是緊張性肌神經症候群。事實上，檢查結果顯示他的症狀不可能是椎間盤突出引起的，因為他的腿部有兩組肌肉無力，這不可能是椎間盤突出造成的。只有侵犯到坐骨神經（緊張性肌神經症候群中的典型情況），才可能產生這種神經系統方面的狀況。無論如何，他很高興得知是緊張性肌神經症候群造成他的背部問題，並且很快康復了。

還有一種解釋，但這種解釋自己往往很難承認，那就是在個人生活中存在著大量焦慮和憤怒的來源，比如糟糕的婚姻、孩子有問題、被迫照顧老父或老母。我們看過很多這樣的例子：婦女被糟透的婚姻所束縛，無法忍受，卻又因在情感上和／或經濟上對丈夫的依賴，無法掙脫；有些人覺得自己完全有能力勝任工作，卻無法處理棘手的配偶或子女問題。

我記得有一名女性患者，被持續性的疼痛問題纏身，她和一個很難相處的兄弟住在一起。雖然做了心理治療，疼痛依舊持續。有一天她告訴我，她做了一件非常不尋常的事。她對她哥哥大發雷霆，對他大喊大叫，衝出家門。就這樣，疼痛消失了。不幸的是，她無法維持強硬的姿態，疼痛再度纏身。

假期症候群

我們經常聽到或是讀到這樣的說法：「假期可能會充滿壓力。」明明應該是放鬆和玩樂的時間，對某些人來說卻常常變得不愉快。許多患者報告說，緊張性肌神經症候群會在重大節日之前、期間或之後不久發作，這個事實令我感到震驚。

原因很明顯：重大節日通常意味著大量的工作，尤其是對於女性而言，在我們的文化中，女性負責慶祝活動的規畫與執行。當然，社會還要求她們要面帶笑容，愉快地完成這項工作。一般而言，婦女完全沒有意識到她們心中正生出滿懷的怨恨，於是疼痛的發作就完全出乎意料之外。

緊張性肌神經症候群的病程

緊張性肌神經症候群有哪些常見的模式？如果患者持續受到這種疾病的困擾，長時間下來會發生什麼狀況？

制約

要理解這個主題，必須了解一個非常重要的現象，即所謂的制約（conditioning，或稱條件反射）。一個更爲現代化的術語是**編程**❷（programming），但講的是同一件事。所有的動物，包括人類在內，都是可以用條件制約的。這一現象以俄羅斯生理學家巴夫洛夫所做的實驗最爲人知，巴夫洛夫被視爲制約的發現者。他的實驗顯示，動物會產生聯想，而這些聯想會讓動物自動產生可重複的生理反應。研究中，他每次給一群狗餵食時都會搖鈴。如此重複幾次之後，他發現只要搖鈴，即使沒有食物，狗也會分泌唾液。牠們已經受到制約，對鈴聲產生生理反應。

制約或編程的過程，對於確定緊張性肌神經症候群患者何時會痛，似乎非常重要。例如，我們常聽到腰痛患者抱怨，腰痛都是久坐引起的。坐是一種良性的活動，居然會引發疼痛，這個事實讓人感到困惑。但是，當兩件事同時出現時就會發生制約，所以我們可以想像，在緊張性肌神經症候群早期的某個時間點，這個人坐著時碰巧感到疼痛。大腦將坐著與疼痛的存在聯想在一起，於是那個人就會接受設定，坐著就會痛。換句話說，疼痛的發生是因爲潛意識將它與坐產生聯想，而不是因爲坐對背不好。這就是建立制約反應的一種方式。久坐是腰痛患者常見的問題，肯定還有其他的制約方式是我不知道的。汽車座椅的風評不好，於是人們一坐上車就預期會痛。

人們往往會接受設定，只要從醫療人員那裡聽到或是被告知一些事，就感到疼痛。「千萬別彎腰」就意味著，雖然患者以前可能從來沒有痛過，但是從那時候起，只要患者一彎腰肯定會痛。有人說坐姿會壓迫脊柱的下端，於是想當然耳，只要你坐著就一定會痛。一直站在一個地方不動、提東西、扛東西，這些都背上了惡名，很快就會變成患者接受制約的模式。

很多患者表示，走路會減輕疼痛；別的患者則說步行會引起疼痛。有些人夜裡會很痛，痛到睡不著。有一個患者一整天工作繁重、搬抬重物，從未感到一絲絲的痛。而每天夜裡，到了凌晨三點鐘左右他都會醒來，並伴隨著劇痛，這種疼痛一直持續到他起床爲止。這很顯然是制約反應。

還有人表示，他們睡得很好，但是只要一覺醒來下床後就會感到疼痛。對這些患者來說，疼痛嚴重的程度通常會隨著日子一天天過去而加重。

根據患者的病史和身體檢查的結果來看，這些人都患有緊張性肌神經症候群，但是他們

❷即編寫程式語言輸入後，一旦條件符合即產生執行動作。

所受的設定讓他們相信自己患的是別的病。這些患者的反應都是接受制約後的反應，是什麼爲這個觀點提供大力的支持呢？是因爲患者接受我的治療方案後，那些反應就會在幾週內消失。如果問題是結構性的，就不會在接受我的治療後消失（主要包括專題講座），這就是發生在成功治癒患者身上的情況。教育過程打破了制約。

制約解釋了患者都不理解的諸多反應，它對緊張性肌神經症候群的重要性，不論再怎麼強調都不爲過。如果有人說：「我只能舉很輕的東西，任何超過五磅（約二點三公斤）的東西就會引起疼痛。」這種痛不可能是結構性原因造成的。再舉個例子：有個女人彎下腰去，手掌可以觸地而不覺得腰痛，但是她卻告訴我，只要彎腰穿鞋都會感到痛！

這些制約反應有許多是源於背痛時，尤其是腰痛所產生的恐懼。他們被告知，同時也讀過，人體的背部很脆弱，很容易受傷，所以只要他們嘗試做些劇烈運動，如慢跑、游泳，或是用吸塵器吸地板，背部就會痛起來。他們學會將活動與疼痛聯想在一起；有了期待，事情就會發生。這就是制約。

引起疼痛的特定姿勢或活動本身並不重要。重要的是要知道，它被設定爲緊張性肌神經症候群的一部分，由此可見它是心理上的意義，而非生理上的意義。

緊張性肌神經症候群的常見模式

最常見的模式可能是患者反覆出現前面描述的那種**急性發作**。疼痛可能會持續幾天到幾週甚至幾個月，最劇烈的疼痛會在幾天之後消退。他們會接受傳統的治療方法，臥床休息、口服或注射止痛藥和消炎藥。如果患者住院，通常會採用牽引（traction）治療，但其目的是固定病人不他們移動，而不是將脊柱骨拉開，因爲使用的重量無法做到這一點。我不會指導患者要如何處理急性發作，因爲我這個方案的目標是確保發作不會發生，從而預防發作。儘管如此，偶爾還是有人找我爲急性發作的患者提供建議；正如本章前面所講的，基本上這就是等它結束的問題。我可能會開出強效止痛藥，但是因爲沒有發炎，所以不會開消炎藥。

諷刺的是，一般這類急性發作的患者如果不去找醫師諮詢，大多數的情況反而會好轉。然而，不就醫的作法是不明智的，因爲每隔一段時間身體可能會發生一些重大的生理變化，所以患者還是必須就醫接受檢查。假設沒有發現眞正嚴重的狀況，如腫瘤，一般的診斷是脊柱結構有些異常。可怕的診斷〔椎間盤退化疾病、椎間盤突出、關節炎、脊椎狹窄症或小面關節症候群（facet syndrome）〕，加上可怕的警告（如果患者不充分臥床休息會怎麼樣），並警告患者不要再慢跑，或是使用吸塵器、打保齡球或打網球，這是疼痛倍增或持續的完美組合。

但人類的精神或多或少是不服輸的，最終症狀會消失，基本上並沒有留給患者痛楚，卻留下永久的傷疤，不是身體上而是情感上的。除了極少數的勇者，大多數發作過的人再也無法輕鬆地從事劇烈的體能活動了。由於這次的經歷和它所暗示的一切，他們變敏感，同時認爲自己的身體多多少少發生了永久性的改變。他們害怕再次發作，最終還是發作了。可能是半年或一年後，預言應驗了，可怕的事件再次發生。患者和以前一樣，通常將疼痛的發作歸咎於一些身體事件。這一次除了背痛，可能還會出現腿痛，這回還會討論到如果在核磁共振造影或電腦斷層（computed tomography, CT）掃描中發現椎間盤突出，就要動手術了。（電腦斷層掃描是一種先進的X光顯像技術，就如核磁共振造影，可以提供有關軟組織和骨骼的訊息。）如此一來又進一步提高了焦慮感，疼痛可能會變得更加劇烈。

這種急性發作的反覆模式很常見。隨著時間過去，發作往往會更頻繁，情況更嚴重，持續時間更長。每一次重新發作，恐懼更甚，身體活動也會更加受限。隨著時間流逝，有些患者會變成眞正的失能。

在我看來，身體上的限制與對身體活動的恐懼是這種疼痛症最糟糕的一面。雖然疼痛可能來來去去，但是它始終都在。它對生活各方面：工作、家庭、休閒時間，都有深遠的影響。事實上，我所知道的緊張性肌神經症候群患者在日常生活上失能的程度，比起雙腿癱瘓的患者嚴重得多。後者之中有許多人每天自己上下班，養家糊口，除了坐輪椅外，從各方面來說他們都過著正常的生活。緊張性肌神經症候群嚴重的患者可能因為疼痛，每天大部分的時間都得臥床休息。

最終，反覆發作的患者大多數會發展成**慢性病的模式**。他們會開始一直覺得有些痛，通常是輕微的，卻因受到制約的各種活動或姿勢而加劇。「我可以左側臥，不能右側臥」「我只要躺上床，兩膝之間都得放一個枕頭」「我去哪兒都得帶著座墊」「如果想要遠離疼痛，絕對不能少了我的束腰（或是護頸圈）」「只要坐超過五分鐘，我就會痛得厲害」「我只能坐硬座和直背的椅子」等等。

對有些人來說，疼痛成為他們生活的主要焦點。經常聽到有人這樣說，他們早上醒來意識到的第一件事，入睡前想到的最後一件事，都是痛，他們因此飽受困擾。

緊張性肌神經症候群的表現形式差異很大。有些人一直有點痛，身體受到不同程度的限制。還有些人則是偶爾會急性發作，不過在兩次發作之間基本上過著正常的生活，幾乎不怎麼限制自己或不受任何限制。

我所講的是緊張性肌神經症候群最常見的表現，也是最引人注目的表現，即表現在下背部和腿部。話又說回來，頸部、肩部和手臂部位痛起來也可能非常嚴重，而且一樣會限制身體。這裡舉一個典型的例子。

這位患者是一名中年男子，在我爲他看診之前的三年裡，他的頸肩疼痛以及雙手疼痛、麻痺和刺痛感一直反覆發作。大約八個月前，他因左臂開始疼痛來到我這裡就診。他看了兩位神經科醫師，做過各種複雜的檢查，然後被告知疼痛是頸部「椎間盤問題」造成的。他是否應該立即接受手術有爭議。有人警告他，如果不動手術，他可能會癱瘓。不出所料，疼痛從他的手臂蔓延到他的頸部和背部；他無法滑雪或打網球，這是他最喜歡的兩項運動。他很害怕。

我的檢查則顯示，他患有緊張性肌神經症候群，而且神經系統沒有異常。幸運的是，第三位神經科醫師斷定他的疼痛不是結構基礎的問題，因此他才能夠輕鬆接受緊張性肌神經症候群的診斷。做完療程後，幾週之內就擺脫了疼痛，並能恢復平常的體育活動。疼痛並沒有再復發。

有時候，出問題的是肩膀或膝蓋部位。對於想要從事身體活動的人來說，膝痛可能會讓人非常孱弱。我有過這樣的經驗，可以證明這種痛很嚇人、持久且具限制性。手臂和腿部的任何肌腱與韌帶，以及肩、頸、背、臀的任何肌肉與神經，都有可能受到緊張性肌神經症候群侵犯。

雖然我們必須確定每個案例中受到侵犯的結構，但這是問診中最不重要的部分。每一次接觸患者都是一趟深入此人生活的長途之旅。我們並不是直接治療肌肉、神經和韌帶，一旦確定哪些身體部位受到侵犯之後，必須先把這些訊息放到一邊。患者的情感生活中可能有導致症狀產生的因素，這個問題必須解決。

我想到這麼一個案例：這個男人從商，他發現自己的經濟狀況良好，早早就退休了，但是不久後就患了疼痛症，找我爲他看診。從我們的交談中明顯得知，自從他退休後，就開始專注於幾個家庭問題，家中有好幾個人去世，他擔心自己離開後公司（交到他的親戚手中）的經營體質，他也開始懷疑退休以後自己是爲什麼而活，同時第一次想到衰老和死亡的問題。他對這些問題的關注，有意識和無意識地，已經產生足夠的焦慮（和憤怒），促成緊張性肌神經症候群的病發。傳統醫學將他的疼痛歸因於脊柱老化，治療自然失敗了。他患了緊張性肌神經症候群；他的問題不在脊柱，而是在他的生活中。

總而言之，緊張性肌神經症候群可能侵犯姿勢肌、這些肌肉內部和周圍的神經，以及手臂和腿部的各種肌腱和韌帶。患者受到侵犯的部位會有疼痛感，可能有針刺感和／或無力感。症狀有許多不同的模式，出現在不同的部位，嚴重程度也有很大的差異，從微感不快到幾乎完全失能。

反覆發作、對復發和身體活動的恐懼，以及未能找到成功的治療方法，這些是緊張性肌神經症候群的特點。

疼痛、麻木、刺痛和無力等症狀，都是大腦有意暗示身體出了問題的訊號。對大多數人來說，無論是執業醫師還是一般人，「身體有問題」都意味著受傷、虛弱、機能不全和退化，無論是單一一種還是混合出現。爲進一步了解這些症狀，疼痛一開始通常與一些身體活動有關，活動愈劇烈愈好。患者不禁得出這樣的結論，說是有哪裡受傷或移位了。「我的背完了」是我們常聽到患者對此一事件的說法。

人很容易接受設定，然後害怕各種簡單、很普通的事，如坐著、一直站著不移動、彎腰和抬舉重物，這點對推進「結構性機能不全」這個想法也很重要。

症狀、恐懼以及生活方式和日常活動的改變，實際結果就是養成這個人的注意力強烈集中在身體上。正如我們將在後續章節中看到的，這就是這種疼痛症的目的：分散注意力，從而避免不受歡迎的情緒。這似乎要付出沉重的代價，但我們並不真正了解心理的內部運作，我們只能懷疑它對恐懼、痛苦的感覺深惡痛絕。

2

緊張性肌神經症候群的心理學

就。謝耶醫師將生物壓力（biological stress）定義為「身體對任何要求的非特異性反應（nonspecific response）」。

個體的壓力可以是外來的，也可以是內部的。外部壓力的例子有：個人的工作、財務問題、疾病、換工作或搬家、照顧子女或父母。不過，內部壓力源對緊張的產生似乎更為重要。這些是一個人的人格特質，如責任心、追求完美、渴望出人頭地等。人們常說他們的工作壓力很大，這就是他們緊張的原因。但是如果他們不是那麼一板一眼，非要把工作做好，如果他們不那麼努力想要成功、有所成就和出類拔萃，就不會產生緊張感。這樣的人往往好勝心很強，一心想要出人頭地。通常，他們對自己的不滿，勝過別人對他們的挑剔。

人格特質相似的兩個人，一個家庭主婦兼母親給自己的壓力與在職場上的上班族一樣，只不過她關心的重點是家庭。她擔心自己的孩子、丈夫、父母。她希望每個人都能得到最好的，還會盡她所能去實現這個目標。她也可能會告訴你，讓每個人都喜歡她對她來說很重要，如果覺得有人對她不滿意，她會很難過。（當然，這種取悅別人的強迫性並不限於女性；最近，有一位中年男性患者也在我的診間表達過同樣的感觸。）

因此，壓力就在我們所說的情緒結構核心之外，它是由日常生活中的壓力和拉扯組成的，更重要的是，它是由個人的性格組成。壓力會導致緊張（受到壓抑、無法接受的感覺）。現在讓我們來仔細看看人格。

有意識的心智

您所意識到的人格，這部分存在於有意識的心智中；這是你可以感受到的情感領域。你感到悲傷、高興、興奮、沮喪；你也知道自己認眞、勤奮、愛操心，也許還是個有強迫症和追求完美的人。你可能會意識到自己常易怒，或者還意識到自己需要自我肯定。一個男人可能有強烈的男性優越感，他也意識到這點，甚至以此爲傲。這些構成了有意識的心智，它們似乎決定了我們生活中的作爲，以及如何行事。但眞的是這樣嗎？通常這些外在的特質反映我們可能完全沒有意識到的內在驅動力，所以檢視潛意識就很重要，我們馬上就要這樣做了。

許多患有緊張性肌神經症候群的人，都意識到自己具備認眞負責的人格特質。他們常稱自己爲A型人，這是出自梅爾·費德曼（Meyer Friedman, 1910-2001）醫師和雷·羅森曼（Ray Rosenman, 1920-2013）醫師兩位心臟病專家所做的研究，他們在兩人合著的《A型行爲與你的心臟》（*Type A Behavior and Your Heart*）一書中，提到這類容易患冠狀動脈心臟病（簡稱冠心病）的人。他們筆下所描述的是一個進取心十足、對工作執著到極點的人。這樣的人可能會聲稱自己每天工作十八小時，而且從不覺得累。

這不是患緊張性肌神經症候群者的特質。儘管工作勤奮，但也意識到自己的局限，當然多多少少也意識到自己是一個情緒化的人。就我的印象，眞正的A型人根本不會去觸及自己的情感。他們傾向於否認感覺，就好像感覺是一種軟弱的表現。緊張性肌神經症候群患者與A型人之間存在著重要差異，這是基於以下的觀察：緊張性肌神經症候群患者很少有冠心病的病史，或是後來患了冠心病的。當然，也有一些人確實患有冠心病，但數量遠比不上患有其他的疾病，例如胃腸問題、結腸炎、花粉熱、緊張性頭痛、偏頭痛、痤瘡❷、蕁痲疹等，許多似乎與緊張有關的症狀。這些似乎與緊張性肌神經症候群一樣，反映出來的強迫性要比A型人低。

我們意識到的人格特質只代表我們情緒組成的一部分，而且可能不如無意識的那一部分來得重要。

無意識的心智

無意識（unconscious）這個詞還有個不當的用法，那就是在睡眠中或大腦受損時失去聯繫。不過，它在心理學文獻中根深柢固，指的是我們通常沒有意識到的那部分情緒活動，因此在討論情緒時應該使用這個詞。我們可能更習慣使用**潛意識**（subconscious）這個詞，並會在談論到出現在意識之下、情緒以外的事時用到它。

無意識是地下的，既隱祕且神祕的領域，也是各種感覺可能留駐的地方，這些感覺不全然是合乎邏輯的，不全都是好的，其中有一些甚至是徹頭徹尾的嚇人。我們從夢中得到一些暗示，知道這種存在於潛意識中的東西。有人說，每天晚上我們睡著的時候，都會靜悄悄且安然地陷入瘋狂，那時候每個人情感庫中所殘留幼稚、原始、狂野的行爲都會表現出來，不受清醒時有意識的大腦所監控。無意識是我們所有感受的儲藏庫，不管它們是否爲社會或個人所接受。了解無意識是非常重要的，因爲發生在那裡的事情可能要爲我們的人格特質負責，這些人格特質驅使我們在清醒時的行爲，而無意識則是緊張性肌神經症候群等類似疾患

❷尚未發炎的才叫粉刺。

源起之處。

絕大多數的情緒活動和心理活動都發生在意識層次之下，這個事實很有趣。人類的心智就像一座冰山，我們意識到的部分，即有意識的心智，只占整體的一小部分。所有複雜的處理過程都是在潛意識中進行，例如，它讓我們能夠產生書寫和口頭語言；思考、推理、記憶；簡言之，就是做大多數讓我們之所以爲人的事。我們對所見事物的理解能力、識別人臉的能力，還有我們認爲理所當然的幾十種心理活動，都是我們意識不到的心智活動的結果。

大多數的情緒反應很可能發生在無意識中。感覺之所以留在那裡是因爲它們受到了壓抑，正是這些感覺造成了一系列導致緊張性肌神經症候群的事件。這種症狀始於無意識之中，也結束於無意識之中。

順便提一下，我們應該像很久以前佛洛伊德做的那樣，區分自己並沒有意識到但可以透過努力進入意識的心像，比方說我們記憶裡的東西〔佛洛伊德稱這個心理領域爲「前意識（preconscious）」〕，以及存在於無意識中無法取得且無法回憶起來的東西。我們根本不知道它們的存在。

爲了更進一步了解緊張性肌神經症候群是如何開始以及爲什麼開始的，我們有必要研究一下無意識的情緒過程。

自信低

人的內心深處普遍都有自卑感，意識到這點簡直讓我感到震驚。這裡面一定有著文化上的成因，它反映在我們小時候被管教的方式，因此也反映在我們成長方式上。這是一個應該深入研究的課題，且無疑地總有一天會受到深入的研究。這些自卑感是深藏不露的，但是會經由我們的行為表現出來。我們常會對不良情緒做過度的補償，所以如果我們自覺軟弱，就會表現得堅強。很多年前，有一個自稱是「硬漢」的患者因為背痛，痛到受不了，跑來接受我的治療，他為此做了完美的示範。診所員工報告說，他一直在吹噓自己在徒手搏擊、財務問題和與女性交往方面的能力。他在我的診間裡，卻哭著說他無法應付背痛。在情感上，他是一個很小的小男孩，拚命向自己和這個世界證明自己有多堅強。

對我們大多數人來說，想要做好、成功和取得成就這種強迫性需求，很可能反映的是根深柢固的自卑感。無論這股自卑感哪裡來的，想要有所成就，或是符合理想角色的需要，例如成為最好的父母、最優秀的學生或員工，在緊張性肌神經症候群患者身上很常見。

舉一個典型的例子，有一個患者經由強迫性的努力工作，建立一家非常成功的企業，成爲這個大家庭的家長與贊助人。他很喜歡這個角色，但也深感責任重大。他在成年後，一生都受腰痛之苦，不論嘗試什麼治療都無效。我見到他時，疼痛模式已經根深柢固，成爲他日常生活的一部分。他明白緊張會引起疼痛這個觀念，卻無法消除持續一生的模式。他覺得自己年紀太大了，無法做心理治療，而這種病人通常需要心理治療。他從治療中獲得的最大好處，就是確信他的背部沒有任何結構性問題。

還有一名患者是一個二十多歲的年輕人，就在爲家族企業成立一家新分店前不久，他才剛有了第一個孩子。這個非常認眞盡責的年輕人同時承擔起這些新的責任，這導致了緊張性肌神經症候群，引起嚴重的腰痛。他一意識到自己的症狀是源於內心的緊張，疼痛就消失了。正如我們稍後將會看到的，意識是從緊張性肌神經症候群中康復的關鍵。

這兩個人身上的共同點就是強烈的責任感和強烈的內在驅動力，既想要事業成功，又想要家庭圓滿。這樣的人不需要別人的監督；他們知上進、很自律，自我要求嚴格。

緊張性肌神經症候群患者通常競爭心極強、以成功爲導向、積極進取，通常很有成就。在我們的文化中，成功往往需要具備有效競爭的能力，而他們正是如此。他們習慣給自己很大的壓力，常常覺得自己做得還不夠。

有時候，完美主義會以不尋常的方式表現出來。我記得曾經看過一個在農場長大的年輕人。他說他讀過我的第一本書之後，看不出這種完美主義要如何套在他身上，直到整草的時候，他才意識到自己有一種強迫症，要把一捆捆乾草堆得很完美。

這個時候，如果你滿心困惑，搞不懂爲什麼吃苦耐勞、認眞盡責，或強迫性和完美主義會導致緊張性肌神經症候群，你想的沒錯。很明顯，這些人格特質與這種疼痛症之間有某種關係，但會是什麼關係呢？要理解這一點，我們需要想想焦慮和憤怒。

焦慮和憤怒

我並沒有受過心理學或精神病學方面的訓練，也知道我對這個心理生理過程的觀念和解釋，在這些領域的專業人士聽起來可能很幼稚。不過，這本書是寫給一般大眾閱讀的，沒有專業術語和複雜的觀念可能會受到歡迎。儘管缺乏這些領域的訓練，但是我所觀察到的這種疼痛症的性質及其原因，應該受到心理學專業人士的重視。我們在這裡處理的是純粹精神和情感與身體之間，這個幾乎完全未開發的領域。遺憾的是，現代醫學（除了少數幾個顯著的例外）不願探索這種強大而重要的關係。我們將在第七章〈心靈與身體〉中討論這種不情願的原因。我在緊張性肌神經症候群方面的診斷與治療經驗，可以爲發生在情感和身體連接的神祕領域中的事情，提供一些線索。

我認爲憤怒和焦慮密切相關，也是緊張性肌神經症候群和類似疾病背後受到壓抑的主要情感，因此兩者會放在一起討論。

從我一開始接觸緊張性肌神經症候群的經驗來看，很明顯大多數患者都具備上述的人格特質。否認自己具備這些人格特質的人最後承認，他們有很多情緒問題，但是他們傾向於否認這些問題，反而會「將它們拋諸腦後」。

既然患者具備這些人格特質，這樣的人又會對事情發展的結果感到焦慮，我們就不難推斷焦慮是導致緊張性肌神經症候群的原因。焦慮是一種獨特的人類現象，因爲它源於動物沒有的能力——預測能力，所以焦慮與恐懼密不可分，不過還要複雜得多。焦慮是感知到危險後所產生的反應，是合乎邏輯的，除非感知本身不合邏輯，而這種情況經常發生。焦慮的人往往在沒什麼危險或是沒有危險的時候，預料到會有危險。這是人類這種動物的本性。然而，我們往往意識不到這種焦慮，因爲焦慮是在無意識中產生的，而這種感覺在很大程度上是無意識的，並通過眾所周知的壓抑機制被保留在無意識中。由於這些感覺的本質令人不快、難堪，且往往充滿痛苦，加上它們產生的焦慮，造成我們極需要將它保持在意識之外，這就是壓抑的目的。正如稍後我們會看到的，緊張性肌神經症候群的目的就是協助這個壓抑的過程。

自戀

上文講的是自信低的作用。與這種深埋的感覺息息相關的，是另一種同樣重要的感覺，稱爲**自戀**。自戀指的是人類愛自己的傾向，即過度以自我爲中心。美國文化的演變似乎造成更多講「我」而非「我們」的人。我聽說，由於強烈的社群意識和成爲大我的一部分，很多美洲印第安人的語言裡並沒有「我」（I and me）這個代名詞。相較之下，當代北美的人信奉個人主義，極爲崇拜「單打獨鬥」的人。不過，與此相對的是，個人可能會變得過於自我中心，如果沒有崇高理想的激勵，就會變得貪婪且貪得無厭。一想到在商界或政壇受人敬重的成員從事犯罪行爲，就令人震驚，又發人深省，但是我們再一想，這不就是當代社會自戀趨勢的合理延伸，也就不足爲奇了。

憤怒

每個人身上都有幾分自戀，多少而已。極度自戀的人，意味著這個人很容易被激怒，經常為別人不聽他吩咐或是做得不好而感到沮喪，這種人會帶來麻煩。結果就是憤怒，如果這個人非常自戀，他或她很可能會一直在生氣，但是由於憤怒就像焦慮一樣，受到了壓抑，所以自己始終都不知道。這一切都存在於無意識中。

這話聽似矛盾。一方面，我們的自信心很低，但是另一方面，我們的自戀又使我們在情感上表現得像個統治者。這就是乞丐王子的故事，其實他們是同一個人。這兩種截然不同的感覺是一體的兩面，儘管我們可能會對它們同時存在感到奇怪。

多麼典型的人類心智。它似乎是一座儲藏庫，存著往往相互衝突的感覺和傾向，其中的大部分我們完全沒有意識到。

我們為別的原因而生氣。事實上，能讓我們感到焦慮的事（都是無意識的），往往也都會讓我們生氣。你在努力做好一件事；你希望結果是好的（焦慮），但是你也對必須抗爭的問題有怨，好比說其他人和他們的需求（憤怒）。

雖然焦慮和憤怒的產生往往與工作有關，但是人際關係同樣是常見壓抑情緒的來源。家庭動力（family dynamics）經常會產生嚴重的問題，只是這些問題很微妙，可能無法被認出來。

我有一個患者是坐四望五的婦女，青春期受家裡呵護，早早就結婚，由於受到她自身文化的影響，婚後將自己完全奉獻給這個家庭和家人。她是一個聰明、能幹、富有同情心的女人，把自己的角色扮演得很好。然而，有一段時間，她開始心懷怨恨，恨自己小時候家裡沒讓她上學，不會讀也不會寫，不會開車，由於家庭的需要主宰了她的人生，許多體驗都被剝奪了。她的家人如此主宰了她的生活。她自己完全沒有意識到這種怨恨的存在，因此形成了長期背痛、失能而無法正常工作的背痛史，其中包括一場失敗的手術。當她引起我的注意時，她一直處於疼痛之中，幾乎完全無法活動。透過教育計畫與心理治療，她開始意識到這些受到壓抑的感受，疼痛也就逐漸消失。

這個過程並不是沒有心理創傷的，現在她面臨家人和朋友的反對，還有她本身根深柢固的心態。她處於極大的衝突中，這時候正經歷情感上的痛楚。但是比起曾經是一個無助的受害者，比起身體所受的痛，心理上的痛不僅更得當，也要好得多。

憤怒和怨恨有一個重要的來源，而通常我們並沒有意識到，那就是源於我們對親近之人（如父母、配偶和子女）的責任感。我們固然愛他們，但是他們可能在許多方面造成我們的負擔，由此所產生的憤怒就會被內化。我們怎麼能對年邁的父母或小嬰兒生氣呢？

舉一個很好的例子：有一個四十幾歲的男人，去另一個城市探望年邁的父母。週末結束前，他的背痛復發了，這是自一年前完成緊張性肌神經症候群療程以來第一次發作。我暗示他，疼痛的復發意味著他的潛意識裡有什麼事困擾著他，他回答說週末過得很愉快。但隨後他又透露，他發現母親身體很虛弱，那個週末他大部分的時間都在照應母親的需求，再說他的父母都讓他很擔心。更糟糕的是，他們住的地方搭一班直飛飛機就能到。可他是個好人，父母年紀大了也是無可奈何的事。因此，他與生俱來的（內在的、無意識的、受自戀驅使下）煩惱（憤怒、怨恨）完全被壓抑了，引起背痛的復發，其原因稍後我們會闡明。

再舉一個年輕的父親爲例，他剛出生的長子竟然不睡覺。不僅是他失眠而已，他的妻子幾乎是沒日沒夜都被這個孩子綁住了。他不得不利用空閒時間幫忙，他們的社交生活大幅受限，孩子出生之前的漫長蜜月期現在變成一場磨難。他之所以背痛，是因爲他生孩子的氣（可笑），也生他妻子的氣，因爲她不再像以前那樣滿足他的情感和身體需求（荒謬）。更慘的是，他還得兼職帶小孩和做菜。但是他對這些感覺一無所知——它們深深埋藏在他的無意識之中，爲了確保它們留在那裡，他開始背痛，也就是患了緊張性肌神經症候群。

對於這位年輕爸爸的困境，一堆心理學家和醫師會做出不同的解釋。他們會說他之所以背痛是抱小孩和睡眠不足所致，之所以那麼痛則是因爲他想要逃避照顧嬰兒的責任——現在他有了一個很好的藉口。當然，他們說這都是潛意識。

這就是所謂慢性疼痛的附帶收穫。它的問題在於預設了疼痛的結構性原因，這通常是站不住腳的（這個孩子的父親在高中時代和大學時代都打過橄欖球），其次，它把一種微乎其微或是根本不存在的感覺提升到無比重要的地位，這個人正從疼痛中得到一些好處。然而，行爲心理學家之所以喜歡這套理論，是因爲它很簡單，你只需要獎勵「不痛的行爲」，懲罰相反的行爲即可，不涉及混亂的無意識情緒，如焦慮和憤怒。幾年前，在了解緊張性肌神經症候群之前，我嘗試過這種方法，但是發現它全然無效。這也難怪，因爲這個診斷是錯誤的。

所有的家庭關係都充滿情緒。當有人突然莫名奇妙發作緊張性肌神經症候群時，首先要考慮的就是家庭關係。一個人對家人眞正的關心與愛，以及內心對與之相關的義務和責任心生怨恨，這兩者的結合是深刻衝突的根源，也就是構成緊張性肌神經症候群的成因。

這裡有一個典型的故事，從旁可以看出與緊張性肌神經症候群自然進程相關的一些趣味。患者是一名三十九歲的已婚男子，經營他父親建立的家族企業。他告訴我，他的父親在公司裡面仍然很活躍，但是已經成了一大阻力而非助力。他承認曾爲此與父親發生衝突，也爲這整件事感到內疚。大約在兩年半前疼痛症開始發作，歷經大約四個月的疼痛後，他讀了我寫的第一本書。他認爲這些都是胡說八道，決心繼續在醫療系統中摸索，擺脫疼痛。他說他看過很多醫師，幾乎試過所有可用的治療方法，但都沒有成功。兩年後，他還在痛，很快地變成一心只想著疼痛，身體極度受限。他害怕做任何身體活動，連彎腰都不敢。這時候，他又讀一遍我那本書，難以置信地表示：「書對我產生完全不同的影響。」他說他在每一頁的書上都看到自己的影子。他是這樣解釋的，在他準備好承認疼痛的心理基礎之前，必須先做過所有的檢查，看過所有的醫師。

不用說，他在療程中表現得非常好，很快就擺脫了疼痛。在諮詢過程中，我發現他的感知能力是如此敏銳，心理協調力也很強，實在無法想像最初他會拒絕接受這個診斷。我學到一個教訓：與緊張性肌神經症候群這樣的疾病打交道時，必須面對一個不幸的現實，大多數人會拒絕這個想法，直到他們陷入絕望中，亟需找一個解決方案。

疼痛症的原因很清楚，那就是他與父親之間的衝突。

這裡還有一個很好的例子，說明家庭動力在造成疼痛症中所發揮的作用。兩年前治好腰痛的女性患者，有一天打電話告訴我，她現在肩、頸和手臂都痛，但可以肯定這是由於痛苦的心理狀況造成的，事情牽涉到她的丈夫和十幾歲的繼女。我鼓勵她堅持下去，不去做正式的治療，但是情況並沒有得到解決，疼痛也愈來愈嚴重；她的雙肩也失去了相當大的活動能力，這是肩頸部罹患緊張性肌神經症候群常見的後果。然後有一天，她決定正視這個問題，與丈夫對質。結果出現一個簡單得出奇的解決方案，化解了整個局面，隨著她個人問題的解決，疼痛也消失了。毫無疑問，她心中懷著一股極大的怨念，只要她心懷怨恨，疼痛就會持續存在。我將在治療的那一章詳細說明如何處理這種情況，不過這個案例清楚地說明受到壓抑的憤怒與緊張性肌神經症候群之間的關係。

無意識的衝突有一個重要來源，就是源於上述自戀衝動的情感和需求，與心智中極其真實部分的衝突，這部分關心的是什麼才是適當的、合理的、成熟的，甚至是高要求的。著名的精神分析學家卡倫·荷妮（Karen Horney, 1885-1952）博士，同時也是作家和教師。她講到所謂「應該的專政」（the tyranny of the should），它可能會主宰一個人的一生。患者經常細述他們的生活如何受到這些行爲要求所支配。一位女性患者否認自己有強迫症，也不是完美主義者，其後又告訴我，她來自一個以性格堅強與剛毅（抿緊嘴唇自我克制等諸如此類的東西）爲榮的家庭。很明顯，她的性格之中還有比較柔軟、順從的一面，所以存在於她無意識中的衝突一定相當大。

有時候，非要如何行事不可的壓力來自這個人的文化背景。我記得有一個極具魅力的女性患者，她屬於某個宗教團體，這個團體信奉大家庭；家有六至八個孩子的情形不罕見。儘管她承認自己的疼痛是「緊張」造成的，且持續不斷，但她不明白原因出在哪裡。我暗示她，可能是她對這麼大的一個家庭的工作和責任心有不滿。有很長一段時間她都否認這點，堅持自己並未心生怨恨，而疼痛依然持續，有時還會痛得厲害。我指出，這種感覺是無意識且受到壓抑的，因此她不會意識到。她的毅力和我的堅持有了回報。她開始對深受自己壓抑的怨恨有所知，然後她的症狀戲劇性地消失了。

我處理緊張性肌神經症候群時間愈久，對憤怒的作用印象愈是深刻。我們都學會徹底壓抑憤怒，以至於在許多情況下完全沒有意識到它的存在。事實上，我已經開始懷疑，憤怒對於緊張性肌神經症候群症狀的形成是否比焦慮更具有根本性的作用，甚至懷疑焦慮本身是否就是憤怒被壓抑的一種反應。

下面這個故事給我留下很深的印象。這位患者是四十幾歲的男子，不說別的，他患有恐慌症，偶爾會發作。這些代表嚴重的焦慮。我爲他做過檢查後，確定他患緊張性肌神經症候群，我們討論了這種疾病的心理學，我告訴他我開始懷疑憤怒的影響可能比焦慮更重要。他說最近才有一件事發生在他身上，正好支持我這個假設。他極生某人的氣，正準備大吵一架時，又覺得這樣做不妥，最好呑下這口氣。片刻之後，他的恐慌就發作了！他可能不僅僅是生氣而已，而是暴怒，爲了壓抑這種情緒，既是出於無意識地，也是有意識地，必然會引起某種反應，恐慌因此發作。就如我們馬上就會看到的，正是這種狀況導致緊張性肌神經症候群和其他生理反應。但是我們先來看看壓抑現象。它從何而來？

壓抑

我記得有一個母親自豪地告訴我，她是如何阻止十五個月大的孩子發脾氣的。「睿智的」家庭醫師建議，在孩子開始要脾氣時，可以往孩子臉上潑冰水。這個方法效果很好，兒子再也沒有要過脾氣。孩子長到十五個月大的時候，就學會了壓抑的技巧。他接受設定要抑制憤怒，因爲憤怒會帶來非常不快的後果，而他這一輩子都會帶著這種可疑的天賦。現在，面對每天發生在身上，大量令人沮喪、煩人，有時是令人憤怒的事情時，這個人會自動將他固有的憤怒內化，一旦憤怒積聚起來，他就會出現緊張性肌神經症候群等生理反應，作爲回應。

這個故事說明了壓抑需求的來源之一：父母無知的影響。這可能是學習壓抑最常見的原因。爲人父母者爲了讓孩子成爲好人，可能在無意中形成日後引發心理障礙的條件。

仔細想想，壓抑憤怒的原因有很多，這些都是合乎邏輯的，而且大多是無意識的。每個人都想要被喜歡或被愛；沒有人喜歡不受認可，於是我們便壓抑不討人喜歡的行爲。我們不願意承認這點，但是在無意識中我們害怕受到報復。家庭文化與社會文化的強制性要求提供我們強烈的動機，不表現出憤怒來，這點從幼兒時期開始變得根深柢固。我們在不知不覺中意識到，憤怒往往是不當的，它源於不該讓我們生氣的刺激物，所以我們會去壓抑。我們本能地覺得憤怒是有失尊嚴的，甚至更厲害的是，生氣時我們會感到失控，這是緊張性肌神經症候群人格難以接受的。這一切都是無意識的，因此我們並沒有意識到自己需要壓抑憤怒。相反地，我們的身體可能會出現症狀，例如緊張性肌神經症候群或胃腸道問題。

我經常會這樣。我了解到，胃灼熱意味著我對某些事情感到憤怒卻不自知。於是我便思考可能會是什麼導致這種情況，我一想到答案時，火燒心就消失了。憤怒經常被埋藏得如此之深，實在是令人感到驚奇。我的情形一般是這樣的，有一件事令我感到惱火，卻不知道它對我的影響有多大。有時候這件事情本身充滿了情緒，我想了很久都想不出答案。

自從與緊張性肌神經症候群打交道長達十七年之後，在我看來事情很明顯，我們都會產生焦慮和憤怒，至少在美國的文化中是這樣，而且不論在任何一種文化中，人類都會壓抑潛在的問題情緒。換句話說，導致緊張性肌神經症候群、胃潰瘍和結腸炎等身心反應這類心理狀況是普遍存在的，只是程度不同而已。程度嚴重，症狀更強烈的人，我們稱之爲**神經質**（neurotic），但事實上我們或多或少都有神經質，因此這個說法毫無意義。

壓抑和無意識這兩個概念的關係密切。佛洛伊德首先將它們置於健全的科學基礎上。彼得．蓋伊❸（Peter Gay, 1923-2015）寫過一本內容十分精采的《佛洛伊德傳》（*Freud: A Life for Our Time*），在原書第一二八頁中對無意識有一個很妙的比喻：「反之，無意識本身就像

❸德裔美籍歷史學家。

一座安全級別最高的監獄，裡面關押著反社會囚犯，有關了許多年的，也有最近才剛關進去的，這些囚犯受到嚴酷的對待與嚴密的看守，然而他們幾乎未受到有效控制，並且**永遠企圖逃跑**」（重點黑體字是作者後加的）。

本章所描述的情緒現象正是無意識中的「反社會囚犯」。我們似乎有一種內建的機制，來避免情感上不快的事，這就是壓抑的原因。但是心智裡面似乎也有一股同樣強大的力量，在努力將這些感覺帶到意識層面（永遠企圖逃跑），這就是強化的原因，也就是精神分析學家所說的**防禦**。

不久前，我見到一個女人，她講了一個非常有趣的故事。在我爲她做過檢查並告知她患有緊張性肌神經症候群，和它所代表的意思後，她說她的痛是在自己邀請一個姊姊去歐洲旅遊之後才開始的，費用由她負擔。她開始擔心姊姊會不會玩得盡興，覺得自己有責任讓她玩得開心，然後又對這種情不自禁的感覺感到憤怒及不滿。她又進一步表示，她開始夢到自己的母親和姊姊，還憶起自己十幾歲時心中對她們的怨恨，這種怨恨來自於他們「聯合起來對付她——爲了她好」（毫無疑問沒有道理可言），她則被排除在她們的親密關係之外。這一切又因爲她覺得父親拋棄她這件事進一步得到強化；她與父親的關係非常親密，但是父親在她十一歲那年就去世了。

這經常是患緊張性肌神經症候群的原因：焦慮、憤怒、怨恨，其根源可以追溯到童年時期。我不過是對她稍加暗示，她就想起這麼多重要的心理學資料，實在很了不起。

這種心理現象的普遍性得到一個事實的支持，即全美超過八〇%的人口有疼痛症這方面的病史，且發病率在過去三十年來呈現幾何級數增長，奇怪的是此一事實並未受到重視。背部和頸部的疼痛症是美國這個國家勞工缺勤的首要原因。據估計，美國每年大約花費五百六十億美元用於治療背痛。這種疼痛綜合症的實質蔓延，只有從心理生理過程的基礎上出發，才能解釋清楚。

針對壓抑情緒的身體防禦

多年來我一直認爲，緊張性肌神經症候群是剛才所描述被壓抑情緒的一種身體表達或釋放。事實上，這就是我在這本書第一版裡面所主張的。自一九七〇年代初我就意識到，這些常見的背部和頸部疼痛症是情緒受到壓抑所造成的。在一大群緊張性肌神經症候群患者中，有八十八%曾患有緊張相關的疾病病史，如胃潰瘍、結腸炎、緊張性頭痛和偏頭痛。但是將緊張性肌神經症候群當作神經緊張的身體表現，這個想法在某種程度上並不令人滿意，也不夠完整。最重要的是，它無法解釋反覆觀察到的結果：讓患者意識到疼痛在心理過程中所發揮的作用，能讓疼痛停止，也就是「治癒」。

精神分析學家斯坦利．科恩（Stanley Cohen）醫師是我的同事，他在我們一起撰寫醫學論文的過程中，提出疼痛症的作用不是表達隱藏的情緒，而是阻止它們變得有意識。他解釋說，這就是所謂的**防禦**。換句話說，緊張性肌神經症候群之所以製造出疼痛（或消化性潰瘍、結腸炎、緊張性頭痛或氣喘發作的恐怖），是爲了分散患者的注意力，使其不再注意情感領域裡正在發生的事。它的目的是將患者注意力集中在身體上，而不是心靈上。這是爲了防止那些可怕的、反社會的、不友善的、幼稚的、憤怒的、自私的情緒（即囚徒）變成有意識，針對這個需求的回應。由此可見，緊張性肌神經症候群遠非一般所認定的生理疾患，它實際上是心理過程的一部分。

被壓抑的情緒會產生防禦措施，它的運作是透過將一個人的注意力轉移到其他事物上，不去注意隱藏在無意識中的情緒。患者對這個過程各有不同的比喻：防禦是一種僞裝；它是一種轉移或分散注意力的機制。要達成目的，它必須占據一個人的注意力，不管是什麼，如果你能一心想著它或是完全被迷住，效果會更好。這就是爲什麼身體防禦如此有效的原因：它有辦法眞正抓住一個人的注意力，特別是如果它能讓人感到痛苦、恐懼和喪失能力。這就是發生在緊張性肌神經症候群患者身上的情況。

肩、頸、背的疼痛症已經成爲抵禦上述壓抑情緒的首選之法，普遍到過去這三十年在美國已經達到流行病的程度。僞裝得好，特點是不會被認出來，誰也不知道有什麼東西被隱藏起來了。身受此害的患者，幾乎沒有人會想到這些疼痛症與情緒因素有關。相反地，幾乎所有人都認爲他們是由於外傷或各種先天性和退化性的脊柱異常所致。另外還有一組疾患也屬於緊張性肌神經症候群，它們被認爲是由於軟組織病變引起的（纖維肌痛症、纖維組織炎、肌筋膜炎等），但是這些也被歸咎於受傷、肌肉無力等造成的，也是完美的僞裝。只要這個人的注意力仍然集中在疼痛症上，就不會有暴露情緒的危險。

這是我反覆觀察到的情形，受到壓抑的情緒愈是痛苦，緊張性肌神經症候群的痛就愈嚴重。例如，被發現由於童年受過虐待而滿腔盛怒的患者，他們身上的疼痛通常很嚴重，痛到失能，而只有當這個人有機會表達多年來占據其無意識那股可怕的、不斷發酵的憤怒時，疼痛才會消失——這又是一個憤怒可能引發緊張性肌神經症候群疼痛的例子。

等同緊張性肌神經症候群

正如我們在前面所建議的，其他的生理疾患也可能達成與緊張性肌神經症候群一樣的作用。這裡列舉一些最常見的：

潰瘍前期	大腸激躁症	緊張性頭痛	痤瘡、蕁麻疹
消化性潰瘍	花粉熱	偏頭痛	眩暈
食道裂孔疝氣	氣喘	濕疹	耳鳴
痙攣性結腸	攝護腺炎	乾癬	頻尿

所有這些疾病都應該找正規醫師治療。雖然這些問題可能有它的心理作用，但是患者都應該接受檢查並接受醫藥治療。希望患者也能接受一些心理輔導。

這些身體狀況的每一種同樣都有助於壓抑情緒。醫師愈是將它們定義爲「純粹的身體方面」，對防禦機制愈是有幫助，這意味著疼痛、潰瘍、頭痛等正在發生的這些都會繼續。只要防禦機制有效，它就會繼續下去。

身體（相對於心理）對壓抑情緒的防禦是如此成功，所以無疑成了最常見的。由於患者可以從一種病換成另一種病，它們也非常有效。例如，已發現有極好的藥物可以逆轉消化性潰瘍的病理。結果就是大腦簡單地將一種疾患轉換成另一種生理疾患。

一位四十五、六歲的男性患者告訴我，十年前他的腰開始出現問題；幾年後動了手術，病情有所緩解。手術沒幾個月後，他開始出現胃潰瘍問題，持續近兩年之久。醫師試過幾種藥物，就是無法讓他擺脫潰瘍。最後患者的潰瘍好了，沒過多久，他又開始出現肩頸疼痛；如此持續了近兩年，所以他就找上我。

背部手術和潰瘍治療並沒有緩解他的基本問題，它們只是起到安慰劑的作用，並迫使轉移他的身體症狀部位。

消化性潰瘍的故事

潰瘍的故事很有趣。過去這二十年到三十年裡，美國和加拿大的消化性潰瘍發病率有所下降，部分原因是開發出了有效的藥物。

不過，我得感謝《紐約時報》雜誌專欄作家羅素・貝克（Russell Baker, 1925-2019），他提供了更好的解釋。他在一九八一年八月十六日版的週日專欄中提問：「所有的潰瘍哪裡去了？」（Where Have All the Ulcers Gone?, *New York Times Magazine*, August 16, 1981），貝克指出，患潰瘍的人似乎愈來愈少了。這篇文章讓我有此推測，由於大家（包括醫師和一般人）都已經意識到潰瘍實際上就意味著緊張，因此就無法達成隱藏緊張的作用，所以患潰瘍的人就愈來愈少了。難道這就是近年來肩、頸、背疼痛變得如此普遍的原因嗎？有沒有可能這些地方現在成了比起胃更適合緊張藏身呢？

心靈和身體

在我的印象裡，幾乎身體的所有器官或系統，都可以被心靈用來防禦壓抑的情緒。這些包括免疫系統方面的疾病，例如花粉熱，或是頻繁的呼吸道感染或泌尿生殖系統感染。我認識一位泌尿科專家，他說過九〇%以上的攝護腺炎病例都是緊張造成的。我有一個患者經常口乾舌燥，這是緊張導致唾液腺管收縮所致。咽喉炎可能是情緒引起的；眼科醫師告訴我們，緊張引起的視力問題很常見，諸如此類等等。再強調一次，我們應徹底檢查所有的症

狀，排除結構性、感染性或形成腫瘤的進程。這個主題我們會在關於心靈和身體的章節中進一步詳細回顧。（參見第199頁）

雖然排除所謂的器質性障礙❹是明智的，但是我們應該積極去做心理生理狀況的診斷，而不是採用排除法。排除法的診斷不是診斷。會這樣說：「我不知道這是什麼，因此可能是緊張引起的。」反之，做診斷者應該說：「既然我已經排除了腫瘤或癌症的可能性，我可以放心地繼續下去，因爲我所看到的這種身體狀況，所有的跡象和症狀都符合情緒引發的過程。」然而，醫師很少這樣做，因爲大多數的執業醫師要麼不承認這種疾病是心理生理性的，要麼即便是承認，也把它當作器質性症狀去治療症狀。

恐懼在緊張性肌神經症候群中的作用

緊張性肌神經症候群的嚴重程度不僅可以透過疼痛的強度來衡量，還可以透過身體失能的程度來衡量。患者害怕什麼，或是不能做什麼？由於失能與否決定了一個人在個人、專

❹由身體疾病引起的精神障礙。

業、社交和運動方面的能力，因此失能可能比疼痛更重要。

從長遠來看，恐懼與一心一意關注身體的限制是比疼痛更有效的一種心理防禦。一次嚴重的疼痛發作可能會在幾天內結束，但是如果這個人因爲害怕再次發作而不敢做事，或是因爲發現活動總是會引起疼痛，即使不是引起急性發作，那也是持續一直在想著身體，這種防禦機制一直在作用。在我治療過的大多數患者之中，這是最重要的因素。偶爾會有一個患者表示自己在身體上並未受到限制，唯一的問題是疼痛。但是這樣的患者很少；大多數患者都害怕身體活動，這樣往往會引發進一步的焦慮，造成問題長期存在，而且經常會導致抑鬱。我們看到的其實是一種**身體恐懼症**（physicophobia），一種對身體活動的恐懼。

對症狀的關注程度可衡量出問題的嚴重程度。許多患者反映，這種疼痛症支配了他們的生活，而另一些患者則明顯飽受它的困擾。他們早上一醒來想到的是這件事，晚上入睡前想到的也是這件事。

一位接受我治療的年輕女性，有一天表示她「很怕身體上的疼痛」。然而，從我們的交談過程中可以看得出來，她眞正害怕的是情感方面的事，而疼痛症能讓她避開這些事。

根據我的經驗，疼痛症的整體嚴重程度（包括強迫性的成分）是一項很好的指標，正好指出患者潛在情緒狀態的重要性。我所謂的重要性是指有多憤怒和焦慮，以及早年生活中的創傷有多嚴重，這些都促成這個人目前的心理狀態。童年在情感上或身體上受虐待的，尤其是受過性虐待的人，往往聚集巨大的焦慮和憤怒。當我看到緊張性肌神經症候群特別嚴重的患者，最先想到的就是這個。身體上的症狀是一種手段，患者用來避免和一些可怖、嚇人、深埋的感覺接觸的方法。這些話並非誇大其詞，這些患者心中蘊藏著巨大的恐懼與憤怒，正在發酵，而他們不敢承認。他們會告訴你，他們很清楚疼痛爲什麼不會消失，因爲當他們一開始接近這些被埋藏的感情，就會驚慌失措，無法繼續下去。他們的療程總是需要包含心理治療。

另一方面，絕大多數的患者，大約九十五%的人，焦慮的程度與引起焦慮的原因則要輕得多，當疼痛消失時，他們也沒有任何情緒反應。這些案例給我們的印象是，大腦對憤怒和焦慮的反應過度，其實一開始就沒必要採取防禦。

上面所描述的情況，在我們的文化中很普遍；只是情感壓抑的程度有所不同。在我們的文化中，我們天生就有一種機制，得以藉此避免意識到那些不好的感覺，於是它讓我們的身體出現症狀。

幸運的是，有一種方法可以阻止對我們大多數人來說很顯然是適應不良的反應。邏輯告訴我們，大腦用一種幼稚的方式做出反應。不過，根據我所治療的緊張性肌神經症候群證明，大腦還有別的特性，可以逆轉導致身體症狀的過程。

恐懼無所不在。任何會加劇焦慮的因素都會增加症狀的嚴重程度。有一個患者表示，她被告知脊柱下端正在退化後，在震驚之中離開診間。她說自己差點暈倒在街上，看過醫師後她痛得更厲害了。

有一個二十多歲的年輕患者，一副橄欖球員的體型，他自述是家族企業中的佼佼者。有一天，他決定陪父親去看背部治療師，因爲他在刷牙時感到有些輕微的腰痛。做過X光攝影後，他被告知脊柱下端發生錯位，之後輕微腰痛的症狀就變得更糟了。當疼痛持續，有人建議他去看專科醫師；他做了電腦斷層掃描（參見第52頁），結果顯示他的椎間盤突出，這時候他又被告知問題很嚴重，他不能再提舉重物了，也不能再打籃球了（這是他最愛的運動），做什麼事都要非常小心。他整個人都垮掉了。雖然一開始只是輕微的腰痛，但現在他每天都痛得厲害，工作和生活都受到很大的限制。由於醫師所做的結構性診斷和暗示的一切，他已經變得喪失能力無法正常工作。這時候他相信自己的脊椎問題很嚴重，他再也不能舉起重物或是從事體育運動。他來找我諮詢時，心情極爲沮喪。

幸運的是，他患的是緊張性肌神經症候群。他的治療效果很好，已經重新過起正常的生活（包括打籃球）。

許多與背痛有關的事都會激起恐懼。如今美國民眾都相信，背部的結構脆弱，很容易受傷，始終都很脆弱。該做和不該做的有幾十點：不要彎腰，不要提東西，提東西時要抬頭挺胸，不要坐軟椅或沙發，游泳不要游自由式或蛙式，不要穿高跟鞋，不要拱背（游自由式、蛙式和穿高跟鞋就會拱起背部），要睡硬板床，不要跑步，不要從事劇烈運動等，令人不勝其擾。我治癒過一大批患者（有幾千人），他們可以證明這些指示都站不住腳。這一切只會延續疼痛症，讓生活變得像地獄。

患者擔心病痛反覆發作。只要是嚴重背痛過的人，不免活在疼痛復發的恐懼中。諷刺的是，這種恐懼會導致高度焦慮，幾乎可以保證遲早會再次發作。

如果你認爲自己不是稱職的父母、配偶、性伴侶、員工、主婦，不論做什麼都做不好，這樣的想法會加劇焦慮和憤怒。因爲你不能久坐，所以你不能去電影院、劇院、音樂會或餐廳。如果你是自雇者，你的悲慘會加倍。

可悲的現實是，背痛的患者是恐懼的囚徒，恐懼無處不在，而恐懼是疼痛症延續的主因。

應對之道

我聽過這樣的說法，人們之所以會出現壓力引起的疼痛，是因爲他們無法應付壓力。事實恰好相反。緊張性肌神經症候群之所以發作，就是因爲患者應付得太好了。爲了應付壓力，我們需要抑制自己的情緒，這些情緒可能會干擾我們所要做的事，緊張性肌神經症候群正是爲了維持對這些情緒的壓抑而生的。

我最近看過的患者是一個位高權重的企業家，他告訴我，他永遠無法向對他有所求的親朋好友說不，因爲拒絕對他來說意味著失敗。說「好」，並去完成他們要求他做的事情，就等於贏了，無論這可能會讓他付出怎樣的情感代價。他應付自如，也是緊張性肌神經症候群患者的不二人選。這也說明了緊張性肌神經症候群患者的其他一些人格特質：需要被愛、受崇拜、受敬重；追求成就感；競爭心很強。我們爲應付自如付出代價：外表看起來很出色，其實內心很痛苦。

拒絕診斷

不幸的是，大多數人面對緊張性肌神經症候群的診斷，都會拒絕接受。這點並不奇怪，因爲我們的社會對於與心理問題和心理治療有關的一切，仍然存在著強烈的偏見。絕大多數這樣的「問題」都是小問題，每年也有數百萬人在接受心理治療，但這些都不要緊。情緒問題似乎與種族和宗教偏見屬於同一類。

從競選公職的政治角度來看，近幾年來發生的事件顯示，這個社會在克服種族與宗教恐懼症方面表現得比在心理方面好。畢竟我們選出了約翰．甘迺迪❺。但是從近幾年的選舉過程中我們也了解到，對於競選高層公職的人來說，任何一點心理問題方面的暗示仍然是致命傷。然而當前政壇局勢顯示，許多政客如果接受心理治療，應該會獲益匪淺，眞是殘酷的矛盾。在這種情況下，政客們不太可能承認自己患有緊張性肌神經症候群。

同樣地，大多數運動員也會拒絕接受這樣的診斷，因爲心理症等同於軟弱，而運動員需

❺一般人只知道美國前總統約翰．甘迺迪風流成性，婚內出軌不斷，很少人知道他從小身體不好，一輩子深受慢性背痛折磨。

要維持堅強有力和不屈不撓的形象。我就知道有幾個運動員的案例被轉介給我，但是他們從未來找過我。

當然，同樣的偏見在醫學界也很強烈。醫師更喜歡治療生理疾患；他們在面對有情緒症狀的患者時，會沒有安全感。一般他們的反應是開藥，希望患者吃了感覺會好些。即使是在精神病學的領域，現在還是有一大部分的醫師偏愛以藥物治療爲主。我還知道有很多精神科醫師，也拒絕接受緊張性肌神經症候群可能是造成背痛的想法。

另一方面，有身體症狀的人很少會遇到這樣的偏見。醫療保險會爲複雜的診斷和治療程序給付費用，但是大多數保單都排除或嚴格限制心理治療的給付。保險可以給付好幾千美元做器官移植，以維持生命，但是對於可以改善生活品質的心理治療給付卻少得可憐。

難怪大腦會發展出策略來避免體驗和出現情緒問題。不知不覺中，我們寧可受身體上的疼痛之苦，也不願意承認任何情緒上的騷亂。

我和一位患者討論過這個問題，她提出來的意見很有說服力。她說：「如果你因爲情緒負擔過重，想要求別人放過你，別想得到同情的回應；但告訴他們你身上出現疼痛等身體症狀，對方馬上會積極反應且殷勤相問。」她的說法多麼正確啊。我們的文化完全可以接受身體出現問題，但是我們往往會迴避任何與情緒有關的問題。這也是爲什麼在面對不快的情緒現象時，我們的心靈會選擇身體表現，而不是情緒表現的另一個原因。

緊張性肌神經症候群是全球性的嗎？

不時有人問我，世界上有什麼地方的人不會患緊張性肌神經症候群？威廉·柯科迪—威利斯（William Kirkaldy-Willis, 1914-2006）是英國培養出來的醫師，在肯亞工作了二十二年，他爲這個問題提供了答案。他在一九八八年舉辦的一場醫學會議上提出報告說，背痛在非洲土著中很罕見，但是在高加索人和亞洲人族裔中則和在美加地方一樣普遍。他將這個現象部分歸因於文化差異，認爲非洲人似乎不像我們那麼容易心生焦慮。說得很有道理。

不是什麼新鮮事

許多年前，有關這種疾病的細節出現時，我實在無法相信以前居然沒有人看出這個問題。我在醫學文獻中做過一番檢索，在一九四六年出版的《新英格蘭醫學雜誌》上找到一篇文章，作者摩根·薩金特少校（Morgan Sargent）講到大批返鄉的空軍人員都有背痛的問題。薩金特醫師並不是精神科醫師，他報告說，這一大群人當中有九十六%都患有心理引發的疼痛，其後他還進一步描述很顯然是緊張性肌神經症候群的症狀。薩金特醫師的論文能夠被該期刊所接受並發表，這是那個時代的印記。現在它可能會因爲「不科學」而被拒絕。（我會在第七章中闡述我們對身心互動的態度轉變）

解決方案

到了這個時候，患者會說：「好吧，我被你說服了。我明白自己爲什麼會受這種苦。現在我到底該如何改變我的個性，解決我的問題（尤其是那些無法解決的問題，比方說我那九十高齡的母親），不要心生憤怒和焦慮，不再壓抑我的感受？」

事實上，大自然在這種情況下顯得非常仁慈，因爲大多數案例的解決方案並不需要做任何困難的轉變。可以肯定的是，有一小部分患者必須接受心理治療才能康復，不過他們只占總數的不到五%。其餘的人只要學習緊張性肌神經症候群所有相關的知識，改變自己對背部的看法，病情就會得到改善。聽起來是不是很簡單？正如我們會在治療章節詳述的，是很簡單，同時也不簡單。（參見第113頁）

3

緊張性肌神經症候群的生理學

生理學一詞指的是身體各個系統和器官的運作方式。所有的生物系統都極其複雜，演化等級愈高的動物，生理機能愈複雜。緊張性肌神經症候群更是如此，因爲這種疾患是人類生物學中精神情感與身體領域相互作用的結果。過去的一百年裡，醫學這門科學已經對大多數生物系統的生理學，以及人體的化學和物理學有很大的了解，但是對心靈和身體之間的相互作用幾乎一無所知，但此種作用對理解健康與疾病的狀態可能至關重要。緊張性肌神經症候群似乎是身心互動的典型例子，不過我們並不了解情緒如何刺激身體反應其中的化學、物理或細胞生物學——但是情緒確實刺激生理反應。這是我對情緒在緊張性肌神經症候群中如何運作的看法。

自律神經系統

緊張性肌神經症候群的生理學始於大腦。焦慮和憤怒等被壓抑的情緒在這裡啓動一個過程，在這個過程中，自律神經系統導致流向某些肌肉、神經、肌腱或韌帶的血流量減少，從而導致這些組織的疼痛與其他類型的功能障礙。自律神經系統是大腦的一個子系統，負責控制身體內所有非自主性的功能。它決定心跳的快慢、分泌具消化功能的胃酸多寡、呼吸的緩急，以及一連串的即時生理過程，讓我們的身體在日常環境中或緊急情況下保持最佳的運作狀態。所有動物都有所謂「戰鬥或逃跑」的反應，在低等動物身上尤爲重要，它就是由自律神經系統指揮。爲了應對緊急狀況，身體的每一個器官和系統都要做好充分的準備。對某些系統來說，這意味著完全停止活動，以利身體調動資源，更有效地處理危險。通常，身體的大部分營養和排泄活動都會停止，心臟跳動更快，血液會從不太重要的功能中分流出來，以便爲戰或逃至關重要的系統（例如肌肉）提供大量可用的血液。自律神經系統的重要性是顯而易見的。

自律神經系統控制血液的循環，且控制得極爲精確。它可以選擇增加或減少任何地方的血流量，而且就如上面講的，它這麼做的理由通常很充分。但是自律神經系統在緊張性肌神經症候群中所表現的，則被我們視爲自律神經活動異常。一般來說，它沒有任何用處。它對正常的日常運作沒有貢獻，也沒有讓身體爲戰或逃做好準備。然而，它是一種對心理需求的反應。但我們認爲這種情況是異常的，因爲它會導致疼痛和其他令人苦惱的症狀。

缺氧——緊張性肌神經症候群的病理生理學

我們推測，在緊張性肌神經症候群中，爲了應對焦慮和憤怒等壓抑情緒的存在，自律神經系統會選擇性地減少某些肌肉、神經、肌腱和韌帶中的血流量。這種狀態稱爲缺血——也就是說，受到牽連的組織取得的血液少於正常的補血量。這就意味著這些組織可用的氧氣會比它們習慣的少，結果就是會出現疼痛、麻痺、刺痛，有時甚至會無力等症狀。這些事情之所以會發生，是因爲氧氣關係著所有的生理過程。當它減少到正常水準以下，就可以預期會出現顯示此一事實的反應。

難以理解的是爲什麼自律神經系統會有這樣的反應，導致疼痛等不愉快的症狀；自律神經系統運作正常的話，應該是不管周遭發生什麼狀況，都會讓身體保持最佳狀態。這顯然很不尋常，但也顯示一定是有某種迫切的需要，非要如此反應不可。正如我們先前所建議的，這種需求是爲了轉移患者的注意力，遠離那些令人非常不快、通常是痛苦的情緒，這些情緒是大腦試圖壓抑的。這就好像大腦已經決定了身體上的疼痛比情緒上的痛苦要好。從這個角度來看，這個過程並不是那麼不合邏輯。

缺氧案例

我們怎麼知道缺氧是造成疼痛的原因？首先，身體對緊張和焦慮的許多反應都是自律神經反應異常的結果。最爲人所知的是消化性潰瘍（許多年前有一種常見治療潰瘍的手術，就是切斷胃的自律神經），但痙攣性結腸炎、緊張性頭痛、偏頭痛等許多疾病也是如此。因此，緊張性肌神經症候群的病理生理可能源於自律神經系統，這麼想也是合乎邏輯的。

如果緊張性肌神經症候群涉及到自律神經，那麼它能夠對肌肉和神經使壞最好的方式就是經由循環系統。將血液輸送到這些組織的微血管（小動脈）只需要稍微收縮一下，送到這個部位的血液就會減少，組織就會輕度缺氧，從而導致疼痛。

證明緊張性肌神經症候群的生理變化是缺氧，有一項是臨床證據。經由熱療法或超音波機器將熱能引入肌肉，可以暫時緩解背痛，這是早已公認的事實。對相關肌肉進行深層按摩和主動運動❶也可以暫時緩解背痛。已知這三種物理治療方法都可以增加通過肌肉的血流量。血流增加意味著氧氣增加，如果這樣能減輕疼痛，那麼就可以合理推斷缺氧是造成疼痛的原因。

---

❶病人完全能夠自己活動的運動。

這個想法也有實驗室證據可以佐證。一九七三年，兩位德國研究人員H．G．法斯賓達（H. G. Fassbender）和K．韋格納（K. Wegner），在一篇名爲〈軟組織風濕症的形態與發病機制〉（Morphologie und Pathogenese des Weichteilrheumatismus, *Z. Rheumaforsch*, Vol. 32, p.355）的論文中指出，他們在背痛患者的肌肉活體組織切片細胞核中發現細微的變化，顯示缺氧的情況。

有關氧氣在緊張性肌神經症候群中的關鍵作用，還要感謝另外一群研究人員提供的證據。近年來他們在實驗室中證明，患有原發性纖維肌痛症患者的肌肉含氧量很低。N．蘭德（N. Lund）、A．本特森（A. Bengtsson）和P．索伯格（P. Thorborg），於一九八六年在《斯堪地那維亞風濕病學雜誌》上發表一篇報告，題目是〈原發性纖維肌痛症中的肌肉組織氧氣分壓〉（Muscle Tissue Oxygen Pressure in Primary Fibromyalgia, *Scandinavian Journal of Rheumatology*, Vol. 15, p.165），這篇報告就是很典型的代表。他們採用新型實驗室器材，能夠非常準確地測量到肌肉的含氧量，並發現纖維肌痛症患者疼痛肌肉中的含氧量很低。

正如長期以來我所堅持的那樣，對緊張性肌神經症候群的病因（原因）而言，這意味著纖維肌痛症，也稱爲纖維組織炎和肌纖維炎（也有稱肌筋膜炎和肌筋膜痛），就是緊張性肌神經症候群的同義詞。我治療過許多被診斷爲纖維肌痛症的患者，他們的病史和身體檢查結果與嚴重的緊張性肌神經症候群一致。他們都完全康復了，這足以證明我的診斷正確。因此我們有理由堅稱，纖維肌痛症患者的肌肉輕度缺氧這個發現，足以支持緊張性肌神經症候群疼痛的原因也是缺氧這個假設。

如前所述，緊張性肌神經症候群的表現有很多種，不論是在質的方面或量的方面都是這樣；很明顯，所謂的纖維肌痛症是緊張性肌神經症候群發作的一種。這些患者屬於病情最嚴重的那群，往往許多不同部位的肌肉都會痛，還會失眠、焦慮、抑鬱及全身疲勞。這些表現都可以被解釋爲情緒（主要是憤怒）高度壓抑的證據，因此症狀也更嚴重。

大多數當代醫學研究人員都無法接受上述這種解釋，因爲它違反了基本假設，即身體異常的病因必出在身體本身。他們無法想像，背痛這種毛病可能起因於大腦。對患者來說這是一場巨大的悲劇，因爲只要這種頑固的觀念繼續存在，患者就會繼續被誤診。

缺氧的後果

肌肉

缺氧的肌肉之所以疼痛，有兩個已知的原因，也許還有一些原因超出我們的理解能力。肌肉痙攣是首因，也是最顯眼的原因。正如我在第一章講過的，造成疼痛急性發作時所經歷的極度疼痛與此有關，它是罪魁禍首。不過一旦發作完，肌肉就不再痙攣了。這些年來我看過的患者成千上萬，卻很少發現受到侵犯的肌肉出現痙攣。

第二種機制是湯瑪斯・霍姆斯（T. H. Holmes）和哈羅德・沃爾夫（H. G. Wolff）兩位醫師所提出來的。一九五二年，他們在《身心醫學》期刊上發表一篇論文，題爲〈生活狀況、情緒和背痛〉（Life Situations, Emotions, and Backache, *Psychosomatic Medicine*, Vol. 14, p.18），指這些患者的肌肉化學成分發生了變化，他們之所以會痛是因爲乳酸代謝產生的化學廢物堆積所致。

在肌肉缺氧的長跑運動員身上，可以觀察到肌肉痙攣和這種化學物質的積累，這個現象非常有意思。肌肉出現疼痛，無論是自發感覺到，還是做檢查的醫療人員觸壓引起的，都意味著肌肉輕度缺氧。這並不意味著肌肉「緊張」。需要強調的是，這種缺氧的情況通常是輕微的，因此不會損害組織。對肌肉來說尤其如此。

激痛點

激痛點一詞已經存在許多年了，指的是在肩、頸、背、臀的各種肌肉上施加壓力時所引起的疼痛。到底怎樣是痛，這點是有些爭議的，不過大多數人都會同意痛是在肌肉裡面。帶頭研究纖維肌痛（緊張性肌神經症候群）的是風濕病學家，他們似乎避免使用疼痛這個說法，原因可能是和多年來與其他的診斷有關。我既不會去用它，也不會迴避它，因爲我得出的結論是，這些激痛點只是**缺氧的中心區域**。此外有證據顯示，像我這樣容易患緊張性肌神經症候群的人身上，儘管疼痛可能不再了，其中一些激痛點卻有可能會持續一生。

我在本書第一章中已經指出這點，大多數的緊張性肌神經症候群患者會在六個關鍵點出現壓痛：兩臀外側、腰背（腰部）兩側和兩肩的上緣。這些壓痛點或激痛點，隨你怎麼說，都是緊張性肌神經症候群的標誌性發現，而且往往在疼痛消失後仍持續存在。緊張性肌神經症候群的生理學有一個很重要的部分，就是要知道大腦已經選擇這些肌肉來製造我們稱爲緊張性肌神經症候群的疼痛症。

有時候患者會問，吸入純氧能否減輕疼痛。有人已經試過了，不幸的是並沒有幫助。如果大腦打算製造一種缺氧的狀態，那麼無論血液中的含氧量有多高，它都會做到。

神經

神經組織比肌肉更敏感、更脆弱。氧債❷很可能會導致神經疼痛，原因出在含氧量降低會威脅到神經的完整，而不會威脅到肌肉。換句話說，肌肉在承受大量缺氧債之後才會受損，程度遠遠超過緊張性肌神經症候群所發生的。然而，較敏感的神經組織則更容易受損，為了警告大腦出現問題了，疼痛會從極輕微的缺氧開始。於是我們推測，緊張性肌神經症候群中的神經痛是一種警告訊號。

其他的神經症狀在緊張性肌神經症候群中也很常見。患者可能會感到麻痺、刺痛、針刺感、灼痛感、壓迫感等不那麼常見的感覺。這些感覺和疼痛都是由支配那個身體部位的神經感受的。

神經就像連接大腦和身體各部位的電線。它們傳遞來自大腦的訊息，這些訊息的目的在於刺激肌肉，讓肌肉動起來並移動身體部位。但它們也會反向傳遞訊息，將有關身體狀況的訊息傳遞給大腦。舉例來說，如果你用針扎自己，脈衝便會沿著神經傳遞，將正在發生的痛通知大腦。如果沿線任何一個地方的神經受到刺激或損壞，通常發出這些訊息的那個身體部位就會感到疼痛。因此，如果通過臀部肌肉的坐骨神經缺氧，那麼坐骨神經掌管的任何一個腿部部位都可能感到疼痛。由於坐骨神經幾乎支配整條腿（每條腿有一條坐骨神經），所以**坐骨神經痛**就有很多種。有些案例的坐骨神經痛痛的是整條腿的後側，有的案例則是痛在側面。坐骨神經痛也可能只痛腿或腳的一部分，大腿、小腿肚（前側或後側都有可能），腳頂或腳底。有時候大腿一側會痛，然後會跳到腳底。偶爾也有腿或手臂的某個地方神經痛，頸部或背部不痛的。

有些患者是腰椎神經上方受累，在這種情況下，大腿上部、鼠蹊（腹股溝），甚至下腹部都會感到疼痛。雖然生殖器官是受薦骨下方的脊神經所支配，但偶爾也會有陰囊或陰唇疼痛的患者，這是起源於腰上的脊神經之一。關於上背部或下背部哪些神經可能受累，第一章

❷身體在劇烈運動後，消耗大量的能量，大於當時氧氣所能供應的，這些提前先用掉的能量，只有在恢復期補償回來，故稱為「氧債」。

講得很詳細。

將訊息傳遞給大腦的神經纖維稱爲**感覺**神經纖維。

運動神經纖維則是向著相反方向傳導。它們將訊息從大腦傳遞到肌肉，導致肌肉收縮，進而產生運動。肌肉收縮就意味著肌肉長度縮短，這就是它移動身體部位的方式。如前所述，當肌肉持續有力地收縮，就會處於所謂的痙攣狀態。這是一種不正常的狀態，所以會很痛。

大多數的神經，如坐骨神經，都是混合神經。也就是說，它們是由感覺神經纖維和運動神經纖維組成的。這就是爲什麼神經受到損傷或刺激，可能導致感覺神經方面和運動神經方面的症狀，不過也不一定這樣。我們會發現緊張性肌神經症候群患者之間有很大的差異。可能只有感覺神經方面的症狀（疼痛、刺痛、麻痺、灼痛、壓痛），或是只有運動神經方面的症狀（虛弱感或眞正的無力），這比較不常見。更常見的則是同時出現感覺神經和運動神經方面的症狀。

肌腱和韌帶

緊張性肌神經症候群有很多神祕之處，此一疼痛症最難理解的一面是肌腱和韌帶的明顯受累。例如，肘部、肩部或膝蓋的肌腱炎，在治療緊張性肌神經症候群的過程中往往會消失。因此，我們必須假設這些是疼痛症的一部分。如果是這樣的話，那麼引起疼痛的生理變化是什麼？

一般普遍認爲，肌腱炎是肌腱發炎的結果，但是根本沒有證據可以證明。由於肌腱炎是緊張性肌神經症候群的一部分，我們不禁認爲這是缺氧的作用。肌腱雖然沒有血管，但它們是活組織，因此必須有養分和氧的供給。我們可以合理假設，缺氧也是肌腱和韌帶疼痛的原因。無論是什麼機制，大腦爲了避免焦慮和憤怒做了僞裝，很顯然這些結構也參與其中，因此知道肌腱炎是緊張性肌神經症候群的一部分，這點很重要。

回顧

回顧緊張性肌神經症候群的生理學：它始於某些情緒狀態，這些情緒狀態會啓動中樞神經系統，特別是自律神經系統的活動，導致局部血管收縮，也造成某些肌肉、神經、肌腱和韌帶輕度缺氧。這種缺氧是造成疼痛的原因，而疼痛則是緊張性肌神經症候群的主要表現，而且可能導致感覺異常（麻痺、針刺感）與運動障礙，例如無力或肌腱反射改變。（第一章

裡面詳述哪些肌肉、神經、肌腱和韌帶會受到影響)

在緊張性肌神經症候群患者身上，大腦爲什麼選擇牽扯到這些肌肉、神經、肌腱和韌帶，似乎超出我們目前的理解能力。事實上，人類心智進化到這個階段，我們很可能無法理解大腦一般是如何運作的，它是如何理解和產生語言，它是如何思考和記憶等等。了解緊張性肌神經症候群的機制，只是人類大腦眾多無法預測的功能之一。

儘管確定緊張性肌神經症候群的生理學可能有其學術上的意義，但是並不重要。因爲知道它眞正的原因，便知道如何阻止這種疾患，如何「治癒」它。發生在肌肉、神經、肌腱和韌帶的化學和物理變化會導致疼痛和其他症狀，這是心理因素在大腦中啓動一個過程的結果。由於任何導致身體症狀的正常生理變化都會達成相同的目的，因此確切知道在這些組織中發生什麼並不是那麼重要。下一章要討論緊張性肌神經症候群的治療，我們會在下一章中證明，關注緊張性肌神經症候群患的生理學和症狀學，其實會適得其反，往往會延續問題而不是減輕問題。

4

緊張性肌神經症候群的治療

早期歷史

爲了回應一個明確的診斷觀念：疼痛症是身心交互作用的結果，我對緊張性肌神經症候群的治療在過去這十七年來不斷地演進。當我開始意識到這個情況，本能的反應就是向患者解釋我的想法。同時，我像過去一直在做的那樣，爲患者開出物理治療的處方。我的理由是這樣的，這種治療不會造成傷害，再加上我認爲缺氧是造成這些症狀的原因，而我開出的所有治療方法都傾向於提高局部的血液循環，所以這麼做實際上很可能是有益的。

隨著時間的過去，出現了一些有趣的現象。我發現大多數病情好轉的患者都接受以下這個觀點，那就是自己的病痛是情緒因素造成的。有些病情改善的患者仍然對診斷有所懷疑，不過他們對物理治療的反應良好。同樣明顯的現象是，有幾位物理治療師的成績比其他同業好。根據這些觀察，我得出兩個治療方面的結論：

1. 康復最重要的因素是必須讓患者知道事情的狀況；換句話說，醫者提供的訊息就是治療這種疾病的「青黴素」。

2. 有些患者會對物理治療和/或物理治療師產生安慰劑反應。正如前所講的，安慰劑反應沒問題，問題是這種效果通常是暫時的。我們的目標是徹底和永久的治癒。

安慰劑反應的效力很容易理解，讓我感到困惑的是告知患者怎麼回事，這個事實的重要性很明顯。這是知識療法（knowledge therapy），看似毫無意義。然而，它的效益讓我感到很高興，我的治癒率明顯提高了。此外，儘管無法解釋一切細節，但是我終於有一種感覺，我知道是怎麼回事了。這個事實並不令人沮喪，畢竟我們處理的是大腦的一個過程，而我們對大腦的運作原理知之甚少，這是眾所周知的。

在此期間，我與一群優秀的物理治療師密切合作，他們對緊張性肌神經症候群做了全面了解，並將物理治療與對所涉心理因素的討論結合起來。他們既是物理治療師，也充當我的代理人。我很感謝這批專業人士的奉獻，所以後來我停止採用物理治療是一個痛苦的決定。

也是在早期那些歲月之中，我與一小群洛斯克復健醫院的心理師建立密切的工作關係，這份關係一直延續至今。我從他們那裡學到很多心理學知識，他們也在需要心理治療才能好轉的患者身上發揮了重要的作用。本質上，我們的運作就像是一個團隊。

一九七九年（也許我應該早點開始的），我開始將一群群患者聚集在一起，進行所謂的講座討論。隨著時間一年年過去，教育患者，讓他們對緊張性肌神經症候群有所認識，是關鍵的治療因素，這點變得愈來愈明顯。偶爾，我也會遇到那麼一個患者，明明長期接受精神分析或心理治療，仍然患了疼痛症。很明顯，心理方面的洞察不足以預防緊張性肌神經症候群。直到患者對緊張性肌神經症候群的事實有所了解，疼痛才會消失。於是我們從四場一小時的講座開始辦起，逐漸發展為兩場兩小時的講座課程，第一場專講緊張性肌神經症候群的生理學與診斷，第二場則介紹緊張性肌神經症候群的心理學及其治療。舉辦講座的原因很明確——如果訊息對患者的康復是如此重要，他們就必須充分理解緊張性肌神經症候群。說得具體一點，患者必須確切知道自己沒有什麼（所有的結構性診斷）和自己有什麼（緊張性肌神經症候群）。從嚴格的物理學角度來看，緊張性肌神經症候群是無害的；因此，患者無須擔心身體上的問題。所有的禁令和警告都是不必要的。事實上，它們在不必要的地方製造恐懼，反而助長了這個問題。

當前的治療觀念

如果疼痛的目的是讓患者把注意力集中在身體上，而我們可以經由這些講座去說服患者忽略身體症狀，轉而去思考心理方面的問題，不就是讓疼痛症變得無用武之地嗎？

這有點像揭開祕密行動的眞相。只要患者仍然沒有意識到疼痛是爲了分散他的注意力，疼痛就能繼續下去，不受干擾。一旦充分意識到這點（必須是充分理解，因爲僅僅從知識上理解這個過程是不夠的），那麼欺騙就不再奏效了；疼痛也會停止，因爲不再需要疼痛了。正是訊息完成了這份任務。

本書第119頁的插圖應該可以清楚說明這一點。大腦是掌管心靈的器官，在心理學那章中所描述的無法接受的情緒，就是在大腦中產生的，因此才有指向右上的箭頭。正上方代表的是有意識的心智，或者可以稱爲「心靈之眼」。正是爲了防止有意識的心智意識到不愉快的情緒，這些情緒才會受到壓抑——也就是保存在無意識中。一定是大腦中的某些東西害怕它們不會繼續被壓抑，害怕它們試圖進入意識，這決定了防禦機制是必要的，從心理學的角度來講，防禦是可以讓有意識的心智（心靈之眼）分散注意力，不去注意受到壓抑的東西。於是大腦就製造出緊張性肌神經症候群，即指向左上方的箭頭。這時候，這個人必須去注意緊張性肌神經症候群的各種表現，還可以避免感受到那些不愉快，也就是右邊箭頭指的不好的感覺。

爲什麼患者可以經由理解緊張性肌神經症候群來擺脫它，這張插圖對於理解這點特別有用。如果我能說服有意識的心智，相信緊張性肌神經症候群並不嚴重，不值得去關注，甚至相信它就是一種僞裝、一場騙局，與其害怕它，不如嘲笑它；相信大多數結構性的診斷都是無效的，唯一值得關注的是被壓抑的感覺，我們能做到什麼呢？我們會讓緊張性肌神經症候群變得無用；它將不再有能力吸引有意識的心智去注意它；防禦機制失敗（僞裝被揭穿，掩護被移除），這就意味著疼痛不再。

如果這一切聽起來像科幻小說或格林童話裡的故事，我只能說它是有效的，而且過去這十七年來已經在幾千位患者身上發揮了作用。

這裡有一則異乎尋常的故事足以說明這點。一位來自外地的女士參加了我們的講座，效果很不錯。講座結束幾週後，她的疼痛消失了，她又恢復以前從事的所有活動，包括打網球和跑步。大約是參加講座過了九個月後的某一天，她出門跑步，有一個新的地方出現疼痛，這地方位於臀部的外側，這是緊張性肌神經症候群的另一種表現。後來，她告訴我細節。

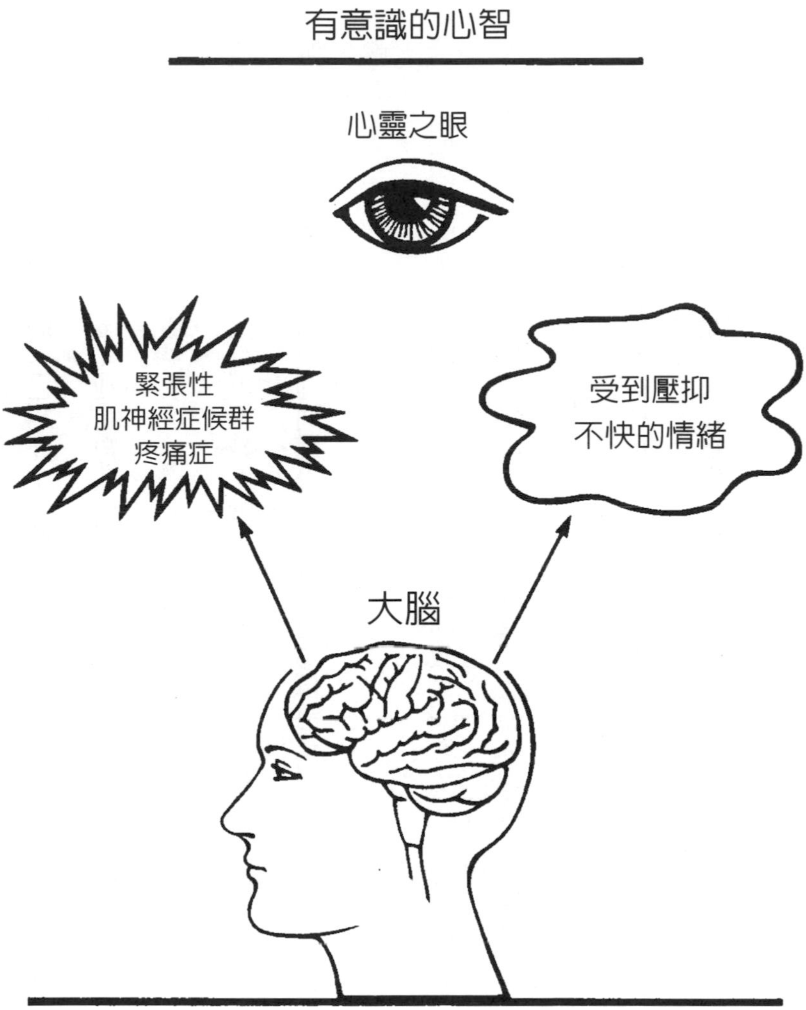

緊張性肌神經症候群如何將注意力從情緒方面轉移到身體方面。

她去看了當地的醫師，醫師說是髖骨滑囊發炎，讓她做了X光攝影檢查、打針、吃藥。她在電話中承認她很痛，已經痛了三個星期，她還說我責備她是對的，她居然遵循醫師的治療方案。與我談過以後，她說她站在那裡反省好幾分鐘，然後她就生氣了——眞的對自己生氣，尤其氣自己的大腦耍了這一招——最後她和自己的大腦展開一番對話。兩分鐘之內，疼痛就完全消失了，也沒有再復發。她對自己的疼痛消失得如此之快感到驚訝，於是又開始慢跑，將注意力集中在眞正的問題上，那就是擔心自己在運動過程中傷到自己這份無意識的焦慮。

這個故事的重點是關鍵因素在訊息，它的效果如此之快，那是因爲她已經上過我們的課程，並且完成緊張性肌神經症候群的觀念整合（意味著她的接納程度也更深一層）。如果不是她已經對緊張性肌神經症候群有所了解，疼痛就不會立即消失。但是因爲她確實有所認識，因爲她已經上完講座了，所以在她意識到臀部疼痛是緊張性肌神經症候群的另一種表現時，疼痛就消失了，原因在於它再也無法以合理化的生理疾患成功吸引她的注意力，分散她對情感世界的注意。

但是你可能會問：「爲什麼她的疼痛會復發呢？」

緊張性肌神經症候群的疼痛發作，總是意味著存在被壓抑的不良情緒，如憤怒和焦慮。

「但是你的課程不就是應該防止這種事情的發生；這是怎麼回事呢？」

這位女士在新的地方出現疼痛這件事告訴我們，她的大腦還在嘗試使用緊張性肌神經症候群來隱藏受到壓抑的感覺。我和她討論過這個問題，我們一致認爲，如果再發生這種情況，她應該考慮接受心理治療，這樣才是明智之舉。（有關什麼人需要心理治療、什麼人不需要，請參閱第134頁的討論。）

雖然我們已經在心理學那一章中討論過這個問題，但重複一下這點也無妨：這些受到壓抑的情緒最終命運究竟會如何，在我們的大腦中顯然存在兩股相對的力量。肯定有一股力量（我找不到更好的說法），試圖將這些感覺（即使其內容令人不快）帶到意識層面中。如果它們屬於潛意識，且注定停留在無意識狀態，就不需要緊張性肌神經症候群這樣的轉移過程了。緊張性肌神經症候群的存在表示，有什麼東西試圖將這些不好的感覺曝光。我們可以稱它爲循環推理（circular reasoning），此外在心理學文獻中也有充分的證據，證明人之所以表現出各種各樣的行爲，是爲了讓他們避免不愉快或痛苦的情緒體驗。潔癖就是一個典型的例子。有潔癖的人一直想著細菌，每天要洗上一百次手。（有些人可能會稱之為強迫性精神官能症，但其實是對細菌的恐懼產生了不斷洗手的強迫症。）這種不合邏輯的行爲長久以來一直被視爲替代或轉移行爲，在取代患者無法處理、強烈且無意識的感覺，因此患者才會一心只想著細菌。

緊張性肌神經症候群讓患者將注意力集中在身體上，達到與各種生理疾患一樣的目的，如緊張性頭痛、偏頭痛、花粉熱、濕疹和心悸等，不一而足。

治療策略

治療方案以兩大支柱爲基礎：

1. 取得知識，洞察疾患的本質。
2. 根據這些知識採取行動的能力，從而改變大腦的行爲。

想想心理問題

因此，患者必須全面了解緊張性肌神經症候群，包括究竟是什麼原因導致疼痛，這是大腦的哪一部分在負責，所有的這些在生理學和病症表現的章節中都有包含。然後我們要回顧這種疾病的心理學，在我們的文化中往往容易產生憤怒和焦慮，而強迫性和完美主義愈強的人，愈容易產生大量的憤怒和焦慮。所以我們要做的就是養成「從心理的角度去思考」的習慣，而不是從身體的角度去思考。換句話說，我會建議患者在發現自己意識到疼痛時，必須意識地強行將自己的注意力轉移到心理方面，比方說他們擔心的事、長期的家庭或財務問題、一個反覆出現的刺激來源，任何屬於心理領域的事；這麼做就是向大腦發出訊息，告訴大腦他們不再被疼痛所騙。當這個訊息進到心靈深處，即潛意識，疼痛就會消失。

這麼一來一個重要的問題就冒出來了。理所當然，每個人都希望疼痛立即消失。患者經常說：「好吧，我明白你在說什麼——但爲什麼我還是痛個不停呢？」

美國詩人艾德娜．聖文森．米蕾（Edna St. Vincent Millay, 1892-1950）有一首詩的最後幾行正好可以說明爲什麼疼痛不會很快消失：

可憐我的心，遲遲學不會

敏捷的大腦一動就能見的。

如果我們用「潛意識的心智」代替「心」，意思就很清楚了。有意識的心智是敏捷的；它能迅速掌握與接受事物。潛意識則是遲緩、深思熟慮，無法很快接受新的想法和變化，這無疑是一件非常好的事。如果不是這樣，人類會成為一種極不穩定的動物。但是，遇到我們希望事情迅速改變的時候，我們就會對笨重的潛意識感到不耐煩了。

那麼，需要多久的時間才能讓疼痛消失呢？雖然我很不願意講到數字，但是經驗顯示，大多數的患者在聽完講座後兩到六週內大部分症狀會得到解決。不過，患者也要有所警覺，一旦數日子，或是在他們認爲疼痛應該消失卻沒有消失的時候，因而變得灰心喪氣，疼痛消失的時間可能會延長。人不是機器，有許多因素影響問題解決的時間。被壓抑的情緒有多強烈？多年下來這個人累積了多少的恐懼？這個人有多容易否認此前的結構性診斷？

與大腦對話

還有一個有用的策略乍聽起來很蠢，好處卻很大。我們鼓勵患者與他們的大腦對話。有許多患者表示，他們這麼做的效果很好，所以儘管做傻事的感覺揮之不去，我現在經常建議患者這樣做。這個作法就是讓患者有意識地負起責任，而不是感覺自己是一個無助、被恐嚇的受害者，在患有這種疼痛症的人之中這種感覺很常見。患者堅持自己的主張，告訴大腦，他不打算忍受這種狀態——這招很有效。患者表示，實際上他們這樣做可以中止疼痛的發作。我在第118～122頁講的那位女士就是這麼做，她的疼痛就立即停止了。這個策略非常有用。

恢復身體活動

也許最重要（也是最困難）的一件事，就是患者必須恢復所有身體活動，包括最劇烈的活動。這意味著克服恐懼，對彎腰、舉重、慢跑、打網球等運動，以及其他一百種常見身體活動的恐懼。這意味著忘掉所有關於你應該如何彎腰、舉手、坐下、站立、躺在床上的正確姿勢，以及游泳姿勢的好壞，必須坐哪種椅子或睡哪種床墊，必須穿什麼鞋、什麼護腰或背架等，以及其他許多醫學神話的無稽之談。

對人體背部感興趣的各種健康學科，用中世紀那套觀念，以結構性損壞和傷害作爲背部疼痛的基礎，已經成功在這個國家建立一支部分失能的傷殘大軍。雖然很難做到，但是每位患者都必須克服自己的恐懼，恢復完全正常的身體活動。患者必須這麼做的理由，不僅僅是爲了重新成爲一個正常人（不論是從生理或心理方面來說，這個理由本身就夠充分了），而是爲了將自己從對身體活動的恐懼中解救出來；比起疼痛讓人一心只想著身體，這樣做往往更有效。這就是緊張性肌神經症候群的目的，讓心思不去關注情緒這東西。史努比是偉大的當代哲學家，正如牠曾經說過的：「沒有什麼比一點點身體上的疼痛更能讓你的心思遠離情緒問題了。」《花生漫畫》❶（Peanuts）的創作者查爾斯・舒茲（Charles M. Schulz）顯然是一個觀察敏銳的人。

如今我相信，緊張性肌神經症候群所帶來的身體限制比疼痛重要多了，因此當務之急是讓患者逐漸去克服這些限制。如果患者做不到這點，那麼疼痛注定會復發。我在前面幾頁提到過恐懼症。疼痛症患者，特別是腰痛的人，普遍存在著對身體活動的恐懼，這個現象讓我想到一個新詞：**身體恐懼症**。它是使腰部疼痛症之所以長期存在的一個強力因素。

附帶說一下，我要指出一點，過去這十七年來，我建議大批患者恢復正常的身體活動，其中包括最劇烈的身體活動。我想不起來有誰後來告訴我，這個建議導致他們的背部問題更嚴重。

我建議患者在疼痛明顯減輕，對這項診斷充滿信心時，才開始恢復身體活動。過早開始活動只意味著活動可能會引發疼痛，嚇到自己，延緩康復的進程。患者常常受到制約，預期身體活動會帶來疼痛，因此在對診斷建立相當程度的信心之前，不該挑戰既定的程序模式。

我有一個患者，他是三十五、六歲的律師，在這方面的經歷很有趣。他順利上完我們的課程，幾週過後就擺脫了疼痛，什麼事情他都做了——只有一件事例外。他不敢跑步。後來他向我解釋，多年來他一直被灌輸跑步對背部不好的觀念，所以儘管他可以做很多比跑步更費力的事，卻鼓不起勇氣嘗試跑步。將近一年後，他認爲這種行爲很蠢，他還是要跑步。他去跑了，結果疼痛又回來了。這時候他站在一個十字路口：是應該繼續跑下去，還是放棄？他打電話來問我的意見，不巧我正好休假，他不得不自己下這個決定。他決定硬著頭皮堅持下去，這個決定很明智。他繼續跑，繼續受傷。然後有一天晚上，他從睡夢中醒來，感到上背部一陣劇痛，不過腰痛卻消失了。他知道緊張性肌神經症候群康復的過程中，症狀經常移動到不同的地方，他認爲自己可能戰勝了，而他確實是戰勝了。幾天之後，上背部的痛也消失了，從那時候起，不論是他的上背或下背都沒有再痛過。

❶小狗史努比與狗主人查理．布朗和同學之間的故事。

患者必須面對緊張性肌神經症候群，與之抗爭，否則症狀會繼續存在。擺脫恐懼，恢復正常的身體活動，可能是治療過程中最重要的一部分。

停止所有物理治療

完全康復的另一個必要條件，就是必須放棄所有形式的物理治療或療法。想想看從我開始做出緊張性肌神經症候群的診斷，過了十二、十三年後，我才停止開出物理治療的處方，這點充滿了啓發性。我受的是傳統訓練，我要花這麼長的時間才能徹底打破一切的舊傳統。從觀念上來講，採用物理治療與我們發現唯一合理的治療方法相互矛盾；也就是經由教育患者，從而使這個過程在一開始的起點——心靈——就失效。此外，很明顯，有些患者對物理治療（或治療師）充滿信心，等於是接受安慰劑治療（見第185頁），這意味著他們遲早還會再痛。原則是患者必須放棄對疼痛及其治癒的任何結構性解釋，否則症狀將繼續存在。徒手治療、熱療、推拿、運動和針灸，全都是以用某些物理方法可以治療生理疾患爲前提。除非全盤否定這個觀念，否則疼痛等症狀會持續存在。

患者一直被教育要針對背部做鍛鍊和伸展運動，所以我們建議他們停止這樣做的時候，他們通常會感到震驚。但是爲了在大腦中牢牢確立什麼才是重要的，這是一定要做的。爲身體健康而運動則是另一回事，應該受到大大的鼓勵。

複習每日提醒

這是一個重要的策略，但是我們必須小心，別讓它變成一種儀式而已。患者會拿到一張表，上面包含十二個關鍵觀念，我們還會建議他們每天至少抽出十五分鐘左右的時間，放鬆下來，靜靜複習這些觀念。我們稱之爲每日提醒。

- 疼痛是緊張性肌神經症候群引起的，不是結構異常引起的。
- 造成疼痛的直接原因是輕度缺氧。
- 緊張性肌神經症候群是無害的，是我自己壓抑情緒引起的。
- 主要的情緒是被我壓抑的憤怒。
- 緊張性肌神經症候群的存在只是爲了分散我對情緒的注意力。
- 基本上，我的背部很正常，所以沒什麼好怕的。

- 因此，身體活動並不危險。
- 我必須恢復所有正常的身體活動。
- 我不擔心疼痛，也不會被疼痛嚇倒。
- 我會將自己的注意力從疼痛轉移到情緒問題上。
- 我打算掌控自己——而不是我的潛意識。
- 我必須時時思考心理問題，而不是身體問題。

在第二堂講座討論結束時，我們假設有關緊張性肌神經症候群的訊息已經經過了心智的處理。然後，我們會敦促患者給這些訊息一個「吸收」的機會，讓它們在潛意識中被整合、被接受，因爲有意識的接受雖然是不可少的第一步，但不足以逆轉緊張性肌神經症候群。患者接受到的指示是給它兩到四個星期，如果沒有長足的進展，就打電話給我。如果他們的病情沒有進展，我會安排他們來看診，不過更常見的是，安排他們參加一場小組聚會，小組聚會是由像他們這樣的病友（病情進展甚微或是毫無進展），或是已經有好幾個月或是好幾年不痛之後又復發的病友組成的。辦這些講座的目的是找出復發或缺乏進展的原因。

後續的小組聚會

首先要確定的是患者理解並接受這樣的診斷。我們來看看，假設有這麼一個患者，他是一個五十歲的商人。他來參加小組聚會是因爲他在聽完課後，病情並未改善。可能的原因有幾個：

1. 十之八九他已經接受這樣的診斷，但是仍然心存顧慮，擔心電腦斷層掃描或核磁共振造影顯示的椎間盤突出與疼痛有關。
2. 他很難相信疼痛光是經由教育課程就能消失。
3. 他接受這樣的診斷，卻鼓不起勇氣開始身體活動。

既然這個人仍然把自己的症狀當做一種生理疾患，那麼諸如此類的心理障礙就會讓大腦允許緊張性肌神經症候群繼續存在。無論如何，只要他還是專注於自己的身體狀況，疼痛就會持續。他需要建立對診斷的信心，才能接受自己患有緊張性肌神經症候群這個事實。

坐在他旁邊的是一個三十歲的家庭主婦，既是人妻也爲人母。她告訴我們，自從聽完講座以後她的病痛並沒有好轉，但是她也不覺得驚訝，畢竟她的生活仍然像以前一樣忙碌，永遠都覺得很累、很煩躁，從不覺得自己做得夠好。

有人指出來讓她知道，她的個性永遠不會停止追求完美；她要做的事永遠太多；但是克服緊張性肌神經症候群的祕訣不在改變自己，而是簡單體認到，生活的現實和個性使然，兩者結合導致她產生大量的焦慮和憤怒。

沒錯，還有憤怒。她可能從未承認過這個事實：儘管她很寵愛三個年幼的女兒，但同時也對她們對自己的索求感到憤怒。她可能潛意識地對自己的孩子感到憤怒，這種想法超出她的經驗範圍。當她意識到，治癒的方法就在於承認這種無法接受的潛意識感受時，疼痛就會消失了。

下一個舉手發言的是坐在後排的男子，他是一個四十五歲的建築工頭，三年前就上過我們的課，直到上週爲止他的狀況一直很好——身上既沒有痛，也未限制自己的身體活動，都沒有問題。然後突如其來的，他的後腰出現急性痙攣，現在正痛得很厲害。如果沒有上過課，他可眞的會嚇壞了。但他不明白爲什麼會發生這種情況。

「你的生活中發生什麼事？」我問他。他說：「沒什麼特別的。我老婆很好，孩子們也都很好，我們沒有任何健康或經濟問題。」但是緊張性肌神經症候群是情緒的指標，所以急性痙攣的發作就意味著一定存在著一些心理上的因素。於是我繼續問他，最後發現是他的工作上遇到了問題，他與下屬之間有矛盾，還受到上司的批評。

「沒有什麼事是我處理不了的，」他嘴上這樣說，卻沒有意識到，雖然自己正在「處理」這件事，但是在這個過程中產生了大量的焦慮和憤怒。在我們的意識之下，總是有重要的情緒活動在進行，只是我們無法知曉，除非我們從經驗中學會去懷疑與預測。

他離開這場聚會時，對自己內心的情緒如何運作又多了一點認識。背痛會消退，希望下次他再面對壓力的情況下，會思考自己內心的反應。

事實證明，小組聚會是一種有價值的治療工具。患者不僅藉此了解自己的情況，還能從別人的經驗中受益。知道還有人和你一樣正在經歷同樣的事，總是令人感到欣慰。這些聚會也給我機會，決定哪些患者可能需要心理治療師的協助。

心理治療

儘管我們的患者大約有九成五完成了這項治療方案，不需要接受心理治療，不過還是有些患者需要心理治療的幫助。這只是意味著他們的焦慮、憤怒等情緒受到壓抑的程度更高，而且他們的大腦不打算輕易放棄這麼方便就能隱藏這些情緒的策略。當有人告訴我他無法接受這樣的診斷時，我懷疑他的潛意識中對放棄緊張性肌神經症候群有所抗拒。

我記得一位患者報告說，當他（經由心理治療）開始意識到長期受到壓抑的感覺時，感覺是如此痛苦和可怕，以至於他不願意去處理它們。

這些人並非患有精神疾病；他們過著正常、高效的生活，但是潛意識裡背負著情感的包袱，他們自己從未意識到這點。有時候，童年時期發生的事會留下大量的怨恨和憤怒，但是這些感受太可怕了，或是不爲社會所接受，因而被深深埋藏起來，不被允許進入這個人的意識層面。正如前所說的那樣，這種壓抑不良情緒的傾向很普遍；這是我們每個人或多或少都會做的事。這不是神經質——或者說我們都是神經質的。

但是在某些人身上，例如小時候被虐待過的人，壓抑的感覺可能很強烈，他們需要幫助才能認識到這些感覺的存在，並且學會如何去處理。這就是心理治療的作用。

遺憾的是，社會對心理治療的需要和它的地位態度仍然很保守，還普遍認爲需要心理治療的人都是軟弱或無能的。藏有壓抑的情緒無關這個人的性格是否堅強，也無關心智能力。然而在美國，我們對這種事仍是如此蒙昧無知，因此一個人如果接受過心理治療，這個人幾乎等同喪失了競選公職的機會。

這是我個人的偏見，我認爲如果每個競選公職的參選人都需要接受心理治療，這個社會的治理會更好。我猜想，我們的國家經常發生一些令人痛心的高層醜聞，這樣也許可以避免一些醜聞的發生。

我們治療方案中提到有關心理治療的需求，其中強調了兩點：只有大約五%的患者需要心理治療；成爲那五%的人並不丟人。

我很佩服來參加我們治療計畫的人。他們必須克服一些不小的障礙，病情才會有所改善。他們會遇到的一種障礙是懷疑，有時候甚至是嘲諷。另一種障礙是不斷的警告，通常是來自家人，要他們小心（「不要提那個東西」「不要彎腰」「一定要穿上你的護腰」）。基於這個原因，我鼓勵親密的家庭成員充分參與，這樣他們就不會破壞療程。

患者面臨的最大問題之一是建立信心，相信他們可以透過學習計畫消除這種生理疾患。這樣的事完全超出一般人的醫療經驗。我的工作就是說服他們，讓他們相信這是可以做到的。

後續調查

參加過這項治療計畫的人都很成功，這個重要的事實可以幫助患者建立信心。一九八二年，我們針對在一九七八年至一九八一年間接受治療的一百七十七名患者做過一次追蹤調查。七十六%的患者過著正常的生活，很少再痛或是再也沒有痛過，八%的患者情況有所改善，十六%的患者沒有變化。其中，有幾個患者沒有從我們的講座中受益；從許多方面來看，當年的這個計畫也不像現在那麼成熟。

一九八七年，我們又做過一次類似的後續研究，這次的調查對象是照過電腦斷層掃描，診斷爲椎間盤突出，在一九八三年至一九八六年間參加過緊張性肌神經症候群計畫的患者。這次，八十八%（九十六人）的患者治療是成功的，一〇%有所改善，只有二%沒有變化。

更近一點，知名的新聞記者同時也是作家的東尼．史瓦茲（Tony Schwartz），於一九八六年接受治療後痊癒；他爲《紐約雜誌》（*New York Magazine*）雙週刊寫了一篇關於伯尼·西格爾（Bernie Siegel）醫師的文章，文中提到他已經將這項治療計畫推薦給四十名患者，其中三十九人擺脫了疼痛。我稱之爲史瓦茲的迷你劇集。

一位年輕的同僚邁克爾·席內爾（Michael Sinel）醫師，現任洛杉磯西達—賽奈醫療中心（Cedars-Sinai Medical Center）物理治療醫學門診部助理主任，他對大約五十名患者做出這樣的診斷和治療。在他的患者之中，有些人不見得接受緊張誘發疾患的想法，這讓他的工作更加困難，所以他的成果很值得注意。儘管如此，他還是遵循本書闡述的基本觀念去治療患者。根據初步數據顯示，七十五%的患者疼痛大有改善，甚至有顯著的改善，超過九〇%的人的機能有顯著改善。

我已經邀請參加醫學會議的同僚們來觀摩這個項目，並歡迎外部機構進行調查。像我做的這般成績斐然的統計數字，必然會引起醫學界的懷疑。

爲了阻止無法接受這種診斷的人前來就醫，我現在會在問診前先過濾患者，因此我有理由相信這份統計數據會繼續保持這麼漂亮。現實情況是這樣的，只有一小部分背痛的患者願意接受緊張性肌神經症候群的診斷，嘗試治療無法接受這種診斷的人，無異是在浪費時間和

「資訊是治癒這種疾病的青黴素。」

「知識就是解藥。」

「到現在爲止，都是你的潛意識在掌控一切；我要教你如何讓意識接管一切。」

「對你的大腦發火；與它對話；叫它下地獄。」

「緊張性肌神經症候群是大腦在戲弄你——不要上它的當。」

「緊張性肌神經症候群是一場穿插的表演，目的在分散你的注意力，不去注意情感上正在發生的狀況。」

「症狀是一種行動，用以掩蓋心理上正在發生的事。」

「你的脊柱所發生的結構性變化，大都是自然發生的。」

「大腦不想正視受到壓抑的憤怒，所以在逃避它。」

「經由嘲弄或是忽視疼痛，你正在教大腦向肌肉發送新的訊息。」

「我們要幫你把『達摩克里斯之劍』（Sword of Damocles，比喻隨時可能發生的禍事）掌握在手中，而不是讓它懸在你的頭頂上。」

我要特別感謝一位患者，諾瑪．帕契斯（Norma Puziss）女士，她在治療計畫結束時送我一首詩。現在，這首詩已經成了我們的講座固定討論的一部分。

做心理思考，而不是生理思考，
這是一個叫人萬分疑惑的想法。
誰也想不到
深受壓抑的情緒
會產生如此的張力
更不用說
緊張性肌神經症候群了。
沒什麼好怕的！
潛意識，你聽到了嗎？
你一心想著疼痛，
背痛患者的禍根，

爲了轉移注意力
忽視潛在的張力。
你的祕密洩露了；
你已經失去了影響力。
所以放棄吧，退去吧——
緊張性肌神經症候群是良性的！
掌控的人是我，不是你。
我已經知道，我必須——
思考心理問題，而不是生理問題。

這首精采的詩完美掌握到一個基本的觀念，所以我相信它對許多患者都有幫助。

由於緊張性肌神經症候群患者的特點是感覺自己是受害者，失去掌控，因此治療方案必須指出疼痛的來源是一個無害的過程，來幫患者重新取得力量。我鼓勵患者對疼痛培養一種鄙視的態度，以取代強烈受到脅迫的恐懼感。這是在向潛意識發出一個訊息，那就是把注意力集中在身體上的策略即將失敗，也就意味著疼痛會停止。

患者提問

有一個觀念比較難掌握，那就是患者不必排除生活中的緊張。

患者問：「我要怎樣才能改變自己的性格，又該怎樣才能停止產生焦慮和憤怒？」

如果這些是康復的先決條件，那麼我的治癒率將會是零。問題不是改變一個人的情緒，而是認識到它們的存在，知道大腦正試圖透過疼痛症的機制阻止患者意識到它們的存在。這就是理解爲什麼知識是有效治療的關鍵點。

「你怎麼知道你的作法不是安慰劑？」

這個問題問得好，這也是我一直關心的問題，原因是我們應極力避免安慰劑反應。安慰劑療法的效果幾乎都是暫時的，而我們一直在尋找永久解決疼痛的方案。因此，我們不會滿足於安慰劑療法。這種情形太常見了。患者接受各種各樣的物理治療方法，感覺好了幾天，然後又需要接受另一種治療。（想也知道，患者從未克服對身體活動的恐懼。）我知道緊張性肌神經症候群治療方案不會產生安慰劑反應，有一個原因就是幾乎所有患者的症狀都得到長久的解決。

第二個原因則是安慰劑效應是建立在盲目的相信之上；患者對自己所患的疾病和治療的根本原因知之甚少，甚至一無所知。他們只是一味地信任治療者。我們用於治療緊張性肌神經症候群的教育計畫恰好相反。我把我所知道關於這種疾病的一切都告訴患者；鼓勵他們提出問題，還告誡他們必須找出診斷的邏輯與一致性。患者的康復與否端賴訊息和自覺。他們是康復過程的積極參與者。這絕對不是安慰劑效應的過程。

我們所做的並不是安慰劑效應；自從本書的前作《心靈戰勝背痛》出版以來，在許多場合都有患者表示，僅僅是閱讀這本書籍，就能徹底且長久地解決疼痛問題，也許這個事實才是最有說服力的論據。這裡面可不涉及人格魅力的影響，不涉及醫師對患者的態度，只是簡簡單單、實實在在的訊息。於是我們也了解，這就是消除緊張性肌神經症候群所需要的。

「你的治療方案為什麼不再包含物理治療?」

這點我們先前已經提到過了，但是值得重複一下。正如剛才所說，任何一種物理治療方法都可能成爲安慰劑，包括物理治療在內，由於安慰劑的結果是暫時性的，我們竭力避免這種情況。但還有一個更微妙的理由。如果我設法讓患者停止關注他們的身體，開始從心理的角度去思考他們的疼痛，而我還採用物理治療的方法，這樣難道不是與我自己提倡的治療策略自相矛盾嗎?我花了很長的時間才意識到這一點，繼而鼓起勇氣停止這樣的處方，畢竟我的所學讓我像大家一樣依賴物理治療的方法。我現在怎麼想也只記得，開始「走向純粹化」，也就是說全靠教育計畫，是多麼困難。事實上，爲了強調這點，我建議患者停止所有保護或幫助背部的運動，也是基於同樣的原因。他們不得採取任何方法，將注意力集中在疼痛部位。

同樣的道理，患者被告知彎腰或提重物並沒有正確的方法，也不需要避免坐軟椅或睡軟床，不必穿護腰或戴護頸圈，大體而言，由於緊張性肌神經症候群是一種無害的疾患，從結構上來講背部並沒有任何問題，民間所盛傳大量針對背痛的告誡和禁令，都是沒有根據的。

跑步對脊柱沒有壞處；腹部肌肉無力不會引起背痛；強壯的背部肌肉並無法防止背痛；拱背、游自由式或蛙式完全沒問題；人本就應直立行走（智人和他的祖先已經直立行走了三百萬到四百萬年）；腿短不會引起背痛；諸如此類，我們可以講個沒完沒了。

「如何區分緊張性肌神經症候群與運動過度造成的肌肉痠痛？」

這個很簡單。當你從事沒有做慣的身體活動，第二天早上醒來感到胳膊痛或腿疼，這種痛是合宜的，通常第二天就會消失。緊張性肌神經症候群的痛總是很討厭，就算會消失的話，也不會很快消失。

「我可以做什麼運動？」

疼痛緩和後，什麼運動都可以做，愈劇烈愈好。很顯然，只有在諮詢過醫師之後，才應從事劇烈的運動。但重點是，應該爲整體健康而運動，而不是爲了背部。

「假設我的腰不痛了，但頸部和肩部開始痛起來。應該怎麼辦？」

我照例會建議患者打電話給我，便於討論疼痛轉換部位的意義。在治療方案的階段早期，大腦可能會嘗試將緊張性肌神經症候群定在肩、頸、背、臀等其他部位。它不願意放棄如此方便就能將注意力從情緒上轉移的策略。必須告誡患者有可能會發生這種情形，他們絕對不能恐慌或氣餒，對待新的部位也只需要用一樣的原則。我會提醒患者，可以讓大腦轉移注意力的地方並不限於肌肉骨骼系統。它一樣可以在胃腸道、頭部（引起緊張性頭痛或偏頭痛）、皮膚、泌尿生殖道做手腳。大腦可以對身體的任一器官或系統造成禍害，所以患者必須保持警惕。我會建議患者，一旦出現新的症狀，要找正規醫師看診，但是因爲它也可能與緊張性肌神經症候群的目的一樣，所以也要讓我知道。例如，胃潰瘍就應該採用適當的藥物治療，不過更重要的是要認清它是緊張的原因引起的。

「如果我的病情在六個月或一年後就復發，我該怎麼辦？」

我會建議患者立即打電話給我，如此一來我們就能及時開始找出造成這種情況的心理因素。這麼做通常是指參加一個小組會議，或是來找我看診。

「催眠難道不是要心思做什麼它就做什麼的好方法嗎？」

是的，短暫的時間內是可以的，但是我們要找的是永久治癒的方法。就在最近，史丹佛醫學院完成一項研究，發表在《美國精神病學期刊》（*American Journal of Psychiatry*）上，這項研究充分證明有些患者的疼痛可以透過催眠顯著減輕。如果你正在治療疼痛，例如癌症患者，這麼做是可取的。但是我激動地告訴患者，**我不治療疼痛！**那是對症治療，是醫術不佳。我治的是導致疼痛根本原因的疾患。據我所知，催眠對這個過程沒有幫助。

如此一來就引出一個我不想討論的話題，它讓我感到很痛苦。但是這件事情很重要，所以我們非討論不可。它關係到過去這二十年來在全美各地興起的數百家疼痛診所，它們是如何治療「慢性疼痛」的。

慢性疼痛是一種獨立的疾病實體，是誇大某種持續性結構性異常引起的疼痛，其產生的原因是患者從疼痛中獲得心理學家所謂的「附帶收穫」；率先提出這個基本原理的並不是醫師。換句話說，疼痛爲患者帶來一些心理上的好處，比方說注意力、金錢或逃避現實世界。根據理論，患者之所以學會這種行爲，是因爲它受到醫療系統、家人和朋友的鼓勵。治療的目的是透過獎勵不痛的行爲、「懲罰」相反的行爲，來阻止這種情況。學心理學的人都知道，這種想法源自行爲心理學家伯爾赫斯·弗雷德里克·史金納（B. F. Skinner）的著作；史金納因證明這種制約而廣爲人所熟知。

雖然眾所周知，從巴夫洛夫的古典制約實驗來看，人類會受條件的制約，但是要將史金納的理論套用在人類身上則須非常小心。在我的患者身上經常會發現附帶收穫的成分，不過它們絕不是主要發揮作用的心理因素。如果將附帶收穫看得很重，無異於忽視了眞正的問題（即各種壓抑的感覺），而且還犯了同樣嚴重的錯誤，即未能體認到疼痛眞正的生理機制，正如本書所講的，疼痛不是出於持續性的結構異常，而是出於一個心理生理的過程。

正是出於這個原因，這些疼痛診所有時對患者有幫助，但很少能治癒患者。

「緊張性肌神經症候群治療計畫難道不是自癒力（vis medicatrix naturae）❷，即身體自癒能力的例證嗎？」

從某方面來說，確實是這樣。但是從另一方面來說，它又超出自我修復的過程；我們的身體受損、中毒或是被病原體（或說感染原）侵入時，自我修復過程總是會發揮作用。這是一個例子，說明某種特殊的生理疾患，也是一種心理生理過程，如何能夠被逆轉。在本書的最後一章，我們將討論這個問題以及其他的身心互動，這個主題終於開始引起醫學研究的注意。

❷醫學之父希波克拉底所倡。

5
傳統（常規）的診斷

儘管我覺得這件苦差事很討厭，但是有必要回顧一下通常會被歸爲引起肩、頸、背和四肢疼痛的大量疾病。讀者應該要知道，這些診斷對於做出診斷的人、對於治療這些疾病的許多學科，以及對於被診斷出患有這些疾病的人而言意味著什麼。

由於我們要講的許多診斷都會喚起極大的恐懼，而且我們在前面幾章就講得很清楚了，恐懼是造成疼痛症惡化和延續的主要原因，所以我在爲緊張性肌神經症候群患者講課的過程中，我也清楚地指出，重要的是知道什麼會引起疼痛，什麼不會引起疼痛。

這個國家的民眾認爲，腰部的結構很脆弱易壞，很容易受傷，也很容易再次受傷。隨著這個觀念的擴大，背痛的發生率也在增加，以至於現在人們反覆聽到一個驚人的數字：有八〇%到八十五%的成年人都有這些疼痛症的病史。在很大程度上，背部很脆弱這樣的想法是建立在醫師做的診斷上。諸如椎間盤突出、退化、衰退和衰變這樣的字眼，經常用來描述脊柱的末端，引起人們的恐懼，並爲「損傷」和疼痛的發作提供現成的解釋。此外，與醫師等醫療人員互動的過程中，有時候也會從親朋好友那裡，得知許多的禁忌和告誡，例如：

不要彎腰。

不要駝背。

不要坐軟椅或沙發。

不要拱背。

不要游自由式或蛙式。

不要穿高跟鞋。

保持抬頭挺胸。

跑步對脊椎不好。

千萬不要在硬地上跑步。

背部肌肉無力會導致背痛。

腹部肌肉強壯可以保護背部，免於背痛。

運動前一定要做伸展運動。

如果背痛，應避免所有的劇烈運動。

這只是部分清單。由於人們對肩、頸、背部疼痛的原因有根本的誤解，所以接觸到大量錯誤的訊息，這樣一來大大加重疼痛發作的嚴重程度與持續的時間。

事實上，背部是一個堅固的結構，完全能夠支撐我們度過日常生活，而且還遠不止於此。由於日常起居走動就需要用到姿勢肌，所以我們不斷地鍛鍊背部；矛盾的是，唯一受到緊張性肌神經症候群侵犯的肌肉也是姿勢肌，而姿勢肌始終處於活躍狀態，以保持軀幹直立在腿上，頭部撐在軀幹上。不論是快走、慢跑或是跑步，這些肌肉的鍛鍊就更多。它們無疑是全身最強壯的肌肉。

當我聽到有職業運動選手，例如網球選手，因爲背痛不得不退出比賽，他們居然會輕信自己的背部有缺陷，實在令我感到驚訝。三十年前，在網球、高爾夫、棒球、橄欖球或籃球場上，這樣的事幾乎是聞所未聞。如今卻已經司空見慣。

很多年前，我看過一位很有名的女性運動選手，她所從事的那項運動中最常用到的肌肉發生疼痛。幸好，她很快就掌握到緊張性肌神經症候群的觀念，於是疼痛很快就消失了。

常見的結構性診斷

根據我的經驗，脊柱的結構異常很少會引起背痛。這種背痛是最近才流行起來的，所以我們不該覺得驚訝。不知何故，人類設法度過最初一百萬年左右的演化，都沒有發生問題，但是如果結構診斷是正確的，那就是脊柱在演化過程的最後這一眨眼間出狀況了，已經開始散架了。

這種想法是站不住腳的。我們不禁要懷疑，脊柱的這些異常一直存在，只是我們從未將疼痛歸咎於脊柱異常，原因在於沒有可以歸咎的疼痛發生。五十年前，背痛並不常見，更重要的是，沒有人認眞將它當回事。背痛的流行是因爲過去這三十年來，緊張性肌神經症候群發病率大幅提高，諷刺的是，醫學界未能識別和診斷出它正是導致發病率提高的主因。疼痛主要歸因於脊柱的各種結構缺陷，而不是緊張性肌神經症候群。

我們必須知道，幾乎所有的脊柱結構異常都是無害的。記住這點，我們再來看看常見的傳統診斷。

椎間盤突出

雖然背痛患者並沒有意識到，但是一般對脊柱有研究的人都知道，大多數人到了二十歲，位於第五腰椎和薦骨之間的最後一塊椎間盤，或多或少都會退化。椎間盤是位於脊椎骨之間的結構，可承受衝擊。椎間盤牢固定在上下兩個椎體間，絕對不可能「滑脫」。它的外圍被堅韌的纖維環包覆，裡面有一種黏稠的液體可以吸收衝擊。脊柱下端和頸部間的椎間盤，由於這些部位的活動量大，很早就開始磨損，如上所述，有些在二十歲之前就開始磨損了。

雖然沒有人知道到底發生了什麼事，但椎間盤變平了，表示裡面的液體已經乾涸，或是穿出變薄的椎間盤壁，通常是往後背穿。這種突破椎間盤壁的狀況就是所謂的椎間盤破裂，更常見的說法則是椎間盤突出症。這個狀況可能類似擠牙膏。有些案例的情況，流體並沒有流出，只是造成椎間盤壁突起。這一切都可以從電腦斷層掃描或核磁共振造影上看出來，這兩種診斷技術都能顯示軟組織的細節。除非是使用顯影劑，否則傳統的X光攝影檢查只能看到骨頭。

重點是：「如果眞有傷害的話，這種椎間盤突出會造成什麼傷害？」

傳統觀念認爲「牙膏」會壓迫到附近的脊椎神經，從而產生疼痛。如果受到壓迫的是第四腰椎與第五腰椎之間的椎間盤，或第五腰椎與薦骨之間的椎間盤，疼痛會出現在腿部。如果壓迫在頸部，則會出現手臂疼痛。痛在腿部的通常稱爲坐骨神經痛。

根據我的經驗，椎間盤突出很少會導致疼痛或神經系統方面的症狀。持這種看法的人雖是少數，但是並不只有我一個。修伯特．羅索莫夫（Hubert Rosomoff）是知名的神經外科醫師，同時也是邁阿密大學倫納德米勒醫學院神經外科系系主任。他在〈椎間盤突出是否會引起疼痛？〉這篇文章中也討論過這個問題，並且得出類似的結論；這篇文章發表在《疼痛研究與治療進展》（*Advances in Pain Research and Therapy, New York: Raven Press, 1985*，編輯：H. Fields、R. Dubner、F. Cervero 和 L. Jones）中。他操刀做過許多年的背部手術，他的結論顯然是建立在自己所觀察到的矛盾之上，以及神經病理生理學的邏輯事實，即持續壓迫神經會導致它在短時間內停止傳遞疼痛的訊息，結果就是麻痺。那麼椎間盤突出怎麼會引起持續的疼痛呢？

瑞典的阿爾夫．納切姆森（Alf Nachemson）博士是一位備受尊敬的醫師，也是研究員，他對這個問題也做過多年的研究。一九七六年，他在《脊椎》這本專科雜誌上發表過一篇論文，標題爲〈腰椎：骨科的挑戰〉（The Lumbar Spine: An Orthopedic Challenge. *Spine*, Vol. 1, p. 59）。他在文中總結道，大多數病例的背痛原因不明，幾乎所有的病例都應採用非手術方式治療。

我之所以得出大多數椎間盤突出都無害的結論，是因爲十七年來我治療此類患者成功率極高，得出這樣的印象：椎間盤突出擠出來的東西不會造成任何傷害；它就是突出在那裡而已。

當我們注意到對椎間盤突出所預期的後果，以及查看病史和身體檢查的發現，這兩者之間經常缺乏關聯，首先質疑的就是無辜的椎間盤，可憐而飽受誹謗。

例如，診斷研究（電腦斷層掃描或核磁共振造影）可能顯示腰椎第四腰椎與第五腰椎之間的椎間盤突出，其中一個可能的後果可能是舉起腳和腳趾的肌肉無力。然而檢查顯示，不僅是上述這些肌肉無力，大腿後側的肌肉也無力，而這些肌肉不受穿過第四腰椎、第五腰椎之間的脊椎神經所支配。然後，我在診察時發現，坐骨神經附近的臀部肌肉壓了會痛，很明顯神經失調不是來自椎間盤突出的部位，而是來自爲支配這兩組肌肉的坐骨神經。以下案例說明了這一點：

患者是一名四十四歲的職業婦女，有十五年反覆腰痛和腿痛的病史。就診前大約七個月，她的腰部和右腿嚴重疼痛。她還抱怨右腿無力。

電腦斷層掃描顯示，在第五腰椎和薦椎之間有一塊椎間盤小小突出，它已經鈣化了，所以肯定是在很久以前就突出來了。它看起來不會引起症狀，但這就是診斷結果。在這七個月期間，疼痛一直持續，由於右腿無力，她的身體活動受到限制。

我爲她做的診察顯示，右腳踝的肌腱反射消失，右小腿肌肉無力。由於第一薦椎神經將運動纖維發送到小腿肌肉，也確實從有問題的椎間盤附近通過，因此這兩個發現都可以用第一薦椎神經受到壓迫來解釋（這是初診的醫師所做的診斷）。然而，進一步的診察發現，右腿前側的肌肉也無力；她還有點垂足。由於支配這些肌肉的脊椎神經並不在突出的椎間盤附近，這可就無法歸咎於椎間盤突出。

另一方面，正如在緊張性肌神經症候群中常見的那樣，所有的研究結果都可以用有某種東西干擾右側坐骨神經的正常功能來解釋。坐骨神經接收來自脊神經第三腰椎、第四腰椎、第五腰椎、第一薦椎和第二薦椎的分支。因此，只要是擾亂坐骨神經的因素，都可能影響這些神經所支配的腿部；顯然這位個患者的情況就是這樣。

診察還顯示，右臀所有的肌肉按壓時都會有壓痛感，而右臀也是坐骨神經所在的位置。這點再加上其他的身體測試結果，證實緊張性肌神經症候群侵犯右臀和坐骨神經的診斷；椎間盤突出是一個無關緊要的偶然發現。

這種臨床上的差異很常見，我們不禁要問，爲什麼我們不常發現這些問題？醫師對椎間盤突出的診斷是如此執著，有時候會在沒有做電腦斷層掃描或核磁共振造影，僅憑著同時有腰痛、臀痛和腿痛的病史，甚至在腿不痛的情況下，就做出這樣的診斷。椎間盤突出症無法經由臨床診斷，甚至只是做普通的X光攝影檢查也不行。如果做X光攝影檢查，看到的通常是椎間盤（最常見的是最後兩個椎間盤）間隙變窄。如前所述，最後一段腰椎間隙的這種異常，在年齡二十歲以上的人身上幾乎是常見的現象。這就意味著椎間盤已經退化，這是老化過程中極爲正常的一部分。把這個症狀歸因於正常的老化現象也許很誘人，卻不可取。根據我的經驗，椎間盤退化不會比頭髮變白或皮膚出現皺紋更具病理意義。

近年來，在椎間盤突出相關的醫學文獻中，無腰痛病史的患者比比皆是。這些都是患者在做電腦斷層掃描或核磁共振造影檢查，檢查到其他身體部位時，無意中發現的。

爲了能夠客觀評估這個問題，做到公平起見，我必須指出來一點，在一項統計研究中，有證據顯示椎間盤異常的人歷來背痛的發生率較高。我試圖協調這點與清楚觀察到的結果，使之一致，即引起疼痛的是緊張性肌神經症候群，而不是椎間盤病變，並且只能得出這樣的結論：大腦爲緊張性肌神經症候群選擇發作部位的這個神祕過程中，會選擇一個「異常」的區域（如椎間盤突出），即便解剖異常可能不是病理性的。

為了記錄多年來成功治癒的大量椎間盤突出症患者，我在一九八七年做過一次後續的追蹤調查。由一名研究助理做電訪，訪問了一〇九名患者。這份名單是從一到三年前大量來看診並接受治癒的患者中隨機選出。每一個病例的疼痛都被歸因於椎間盤突出，椎間盤突出的情形可從電腦斷層掃描上見到。根據病史和身體檢查的結果來看，患者被診斷為患有緊張性肌神經症候群；他們都做過常規療程。結果如下：

完全或幾乎不痛，身體活動不受限制……96人（88%）

好轉，有些疼痛，活動受限……11人（10%）

沒有變化……2人（2%）

兩名病情沒有改善的患者被發現有嚴重且持續性的心理問題，至今仍在接受心理治療。

這些統計數據讓人很難認真看待椎間盤突出症。然而，每一個患者都被告知椎間盤突出是造成疼痛的原因；其中有三十九人被醫師建議做手術；有三人已經動過手術；其餘的人大半都被告知如果保守辦法無效，可能需要做手術。

這裡還有一個案例的病史。患者是一名二十歲的男性，有腰痛和右腿疼痛的病史；他來找我看診的兩個月前，腰部就做過脊髓攝影檢查（myelogram），結果顯示他的椎間盤突出。醫師建議他停止所有的身體活動，還建議他動手術，如果疼痛的原因眞的出在椎間盤，這兩個建議並無不妥。他熱衷運動（籃球和壁球是他的最愛），這份診斷令他感到極爲震驚。更令人沮喪的是，他再也無法從事劇烈的運動來「燃燒」情緒張力，而他自認爲是一個繃得很緊的人。

他決定不動手術，戰戰兢兢繼續上健身房健身，甚至偶爾打打籃球。他的病情並沒有好轉，也沒有惡化，但是他一直生活在恐懼之中，擔心自己可能眞的會傷害到自己。

我的診察結果顯示，患者兩條腿都沒有神經受損的跡象；兩隻腳都做了直腿抬高測試，發現他的右臀會痛。與緊張性肌神經症候群一樣，用手按壓他兩邊的臀部、腰背兩側、雙肩頂部和頸部兩側肌肉，都有疼痛感。這些檢查結果顯示，疼痛是緊張性肌神經症候群引起的，而不是椎間盤突出。他接受這個診斷，參加我們的治療計畫，在幾週之內就擺脫了疼痛。自從這位患者來就診，距今已經有十二年了，他繼續從事大量的體育活動，表現一直都很出色。

脊椎狹窄

從事這項工作的這些年，我看到的情形是，如果患者腰痛但椎間盤並未突出，最常見的幾種診斷之一就是**脊椎狹窄症**。脊椎狹窄症指的是椎管變窄，有些案例會被認爲是先天性的，不過多數是脊椎骨老化的結果。骨骼過度生長〔或說**骨贅**（osteophytes，俗稱骨刺）增生〕，會使脊椎孔變窄。

對於這種異常，我的反應來自治療患者的經驗。我發現我所看過的大多數患者，不論年齡大小，大都患有緊張性肌神經症候群，這讓我無視X光攝影診斷。椎管嚴重狹窄時，應動手術擴大椎管，但是我很少見到這種病例。

我的做法是，尤其是對年紀大的患者，建議找神經科會診，以便仔細研究嚴重影響神經結構的可能性。如果神經方面的造影結果令人滿意，結果又符合典型緊張性肌神經症候群的症狀，那麼無論X光攝影看出什麼來，我都會信心十足地繼續治療下去。

神經根受壓

神經根受壓排在椎間盤突出之後，也是最常見的幾種診斷之一，通常患者的疼痛會出現在同一側的肩、頸和上肢。頸椎神經穿過由相鄰的頸椎骨所形成的孔〔稱爲椎間孔（foramen）〕，所以受到擠壓的可能是頸椎神經，施壓的應該是骨贅（見前文提到的骨頭增生、骨刺）或椎間盤突出。

下診斷十分困難；它是建立在非常不穩定的觀念上。再說一次，確定結構性原因的需求才是問題所在，有時候會導致令人不安的缺乏客觀性的情況。以下的觀察使我們對神經壓迫診斷產生懷疑。

首先，這些症狀通常發生在青少年身上，他們沒有長骨刺，椎間盤也沒有突出。

其次，骨刺很常見，很多人長了骨刺卻不覺得痛。骨刺的數量和大小都會隨著年齡增長而增加，所以每個人到了中年以後，都應該出現頸部和手臂疼痛才是，然而實際上並非如此。

第三，神經放射科醫師（神經系統方面的放射專家）告訴我們，在神經受到壓迫之前，骨刺必先覆蓋椎孔，然而這種情況卻很少見。

第四，腰椎間盤突出症的原則也適用於此：客觀上來講，持續壓迫神經會讓患者覺得發麻（測試時患者並不覺得痛）。這與患者有時會感到腿部或手臂發麻的主觀感受不同。

第五，在醫學文獻中有許多報告提到脊椎中的大面積增生，如良性腫瘤，通常不會產生疼痛。

「神經根受壓」的患者大多數患有緊張性肌神經症候群，遭殃的是肩、頸的肌肉，特別是上斜方肌和**離開脊椎骨之後**的頸椎神經。四條頸椎神經和第一條胸椎神經形成所謂的**臂神經叢**，這是一個中轉區，這些神經在這裡重組後進到手臂和手部。緊張性肌神經症候群的過程很可能經常牽連到臂神經叢。無論是脊柱神經、臂神經叢，或是兩者都有都不重要，反正我們不是局部治療這種疾患，而是從開始的地方，也就是從大腦裡面下手。

這裡有一個引人注目的案例，這個病史可以給我們許多教訓。患者是一名中年職業婦女，她的頸部左邊、肩膀和整個左手臂都會痛，手腕尤其痛得厲害。她經常在晚上被手腕的痛給痛醒。更慘的是，有一天她意識到自己的左肩幾乎完全無法活動，也就是患了所謂的「五十肩」。這是常見的肩痛併發症。可能是因為疼痛的關係，患者很顯然會開始限制肩部的運動，但並未意識到自己都沒有活動到肩膀，然後才突然意識到這個運動範圍已經消失了。在沒有正常活動的情況下，肩關節囊會縮短，就像任何關節的活動受限一樣。此外，她還表示自己的左手無力，很容易掉東西。

雖然這些症狀聽上去很不祥，我還是懷疑她患的是緊張性肌神經症候群，身體檢查的結果也支持這個診斷。患者接受了我這個診斷。她很清楚這種疼痛症，也完全符合此症的心理特徵：她在工作上過度投入，做事太過認眞刻苦，對自己的責任充滿強迫性。

尷尬的是，我們的治療方案對這些症狀不起作用；相反地，症狀非常嚴重，情形持續好幾週。我認爲可能有什麼嚴重的東西僞裝成緊張性肌神經症候群，於是我安排了神經病學科醫師會診。身體檢查和所有的測試結果都很正常。

好幾個星期過後，她的症狀開始減輕，隨著症狀的消退，我們才意識到一開始這些症狀爲什麼會出現，現在她又爲什麼會好轉。原來她在得知自己的研究團隊將會失去一名非常重要的成員時，問題就開始了。一想到事情一旦發生，將會有大量的工作要做，再加上她很怕這名成員離職，因此產生了極大的焦慮，無疑地也產生了在內心深處的憤怒。潛意識在這種事情方面不是很有邏輯。

症狀完全消失的時間恰好與這位重要同事實際離開的時間重疊，顯示隨著這事成了既成的事實，她就不再需要緊張性肌神經症候群了。在沒有採用物理治療的情況下，她的肩膀充分恢復活動。

這個案例就是典型「神經根受壓」的診斷，然而事實並非如此。這個案例清楚地顯示，緊張性肌神經症候群是為心理現象服務的。將症狀歸因於結構異常是一種很可悲的診斷錯誤。

小面關節症候群

小面關節（facet）是一個專有名詞，指的是兩節脊椎骨之間的關節。小面關節就像所有的關節一樣，會隨著年齡的增長磨損，開始顯得異常。一般認為，這些變化會引起一些患者的疼痛。但是根據我的經驗，其實不會。

脊椎關節炎

說到**脊椎關節炎**，一般指的是**骨關節炎**（osteoarthritis, OA，又稱退化性關節炎）或**骨**

性關節炎（osteoarthrosis）。這些指的都是我們一直在討論的正常衰老變化，也就是所謂的脊椎老化（spondylosis）。我並未發現這些是疾病引起的，因此也不會產生症狀。類風濕性關節炎則是完全不同的兩碼事。它是一種發炎的過程，會侵襲身體的任何關節，發作時總是會痛。

變形脊椎

變形脊椎（transitional vertebra，或譯腰椎薦椎化）是一種先天性異常，在尾椎下端多出一塊骨頭，通常是與骨盆骨相連。患者出現背痛時，往往歸咎於它。

脊椎崩解

脊椎崩解（spondylolysis，或譯椎弓解離症）是另一種脊椎骨的缺陷，做X光攝影就很容易檢查出來，根據我的經驗，它很少會引起背痛。

隱性脊柱裂

隱性脊柱裂（spina bifida occulta）是脊柱末端另一種先天性異常，但在這種情況下則是缺少一塊骨頭。同樣地，過去歷來（錯誤地）將疼痛的原因推給這種缺陷。

脊椎滑脫

脊椎滑脫（spondylolisthesis）是一種異常情況，通常是位於脊柱下端的兩塊椎骨排列不能正確對齊。一塊在另一塊前面。在X光片上看起來很嚇人，但我發現它都是良性的。當然也可能有一些不是良性的，但是到目前爲止我還沒見過這種情況。

多年來，有一些極富戲劇性的案例。我記得有一個年過半百歲、奔花甲之年的男人，有三年背痛的病史，病情還加劇，套句陳詞濫調來說，這就是危及他存在的禍根。他不能從事體育運動，很想念這些運動，形容自己過的日子「純粹是折磨」。醫師不只一次勸他動手術，但儘管情況很糟，他還是害怕動手術。

診察的結果顯示，這人的外表看起來雖然很健康，卻極其焦慮。他的雙腿都沒有出現神經系統的變化，但是觸壓他身上的肌肉，從脖子到臀部都會痛。他是典型的緊張性肌神經症候群患者。

這是一個兩難的問題：一名患者得出兩種診斷，脊椎滑脫和緊張性肌神經症候群。我毫不懷疑他的痛是緊張性肌神經症候群引起的，患者也說他願意相信我，但是勸他動手術的醫師又是怎麼回事呢？難道他們都錯了不成？我提出建議，既然他明顯患了緊張性肌神經症候群，我們應該試試讓他擺脫疼痛，再看看還剩下什麼。

常規的療程開始後，他的疼痛開始減輕。大約經過四週的治療後，他和妻子相偕去度假，回來後表示整個假期他完全沒有痛過。一回到紐約，恢復正常生活後，疼痛再次出現，只是程度較輕。我們對他的痛因不再有任何疑問。他的病情持續改善，距離他第一次來看診過去三個月後，他就重拾自己最愛的運動。

這個人在找我看診一年之後寫信給我，表示一切都好。他還參加運動比賽，並認爲他康復得極好，因爲他的治療僅包括聽課和學習。

如果說脊椎滑脫絕對不會引起背痛，這個說法是不對的。但是到目前爲止，我還沒見過有患者因爲脊椎滑脫引起背痛。

一九七六年至一九八〇年間，A．馬格拉（A. Magora）和A．施瓦茨（A. Schwartz）兩位以色列醫師在《斯堪地那維亞復健醫學期刊》上發表過四篇論文，報告他們所做的研究結果，這些研究在確定某些脊柱異常是否會導致背痛。他們的研究方法是比較有背痛病史和沒有背痛病史兩組患者的X光片。如果背痛患者比沒有背痛的患者更常出現這些異常，就可以推測這些異常可能是造成疼痛的原因。

他們發現，在退化性關節炎、變形脊椎、隱性脊柱裂和脊椎退化的發生率方面，這兩組患者並沒有顯著的差異。脊椎滑脫則出現一點點的統計差異。換句話說，我們不能將背痛歸咎於這些疾病，只有脊椎滑脫可能例外。

美國有一位放射科醫師克蘭斯．史畢黎瑟夫（C. A. Splithoff）也做過一項類似的研究，並於一九五三年發表在《美國醫學會雜誌》（JAMA）上。他比較患有背痛和沒有背痛的患者，九種脊柱末端異常在他們身上的發生率，再次發現沒有顯著性的差異。

這些研究顯示，脊柱結構異常一般並不會引起背痛。

脊椎側彎

脊椎側彎（scoliosis）是指脊椎異常彎曲，常見於少女身上，一般會持續到成年。原因不明。脊椎側彎在青少年身上很少引起疼痛，反而被認爲是成年人背痛的罪魁禍首。我還沒有發現脊椎側彎造成背痛的案例。下面的病史是一個典型的案例。

患者是一名三十多歲的女性，背痛從她十幾歲起就反覆發作。我還沒爲她看診的好幾年以前，有過一次嚴重的發作，當時她在照顧年幼的子女。從X光片上可以看得出來她有輕度脊椎側彎，疼痛是由此引起的。醫師告訴她，隨著年齡的增長，她的背痛會逐漸惡化。醫師的預言雖然很可怕，但是那次發作以後，她還是恢復過來，狀況相當好，直到我見到她的兩個月前，她的病情又嚴重發作。她說是在彎腰的時候，感覺到「有什麼東西斷裂了」，正如本書前面所講的，這是對疼痛發作時常見的描述。由於身體向一側傾斜的關係，她就更害怕了。

在詢問她的病史時，我才知道多年來她的手臂和腿部肌腱炎曾經發作過好幾次，頸部和肩部偶爾會痛，胃和結腸出現症狀，還有花粉熱和嚴重的頭痛。典型的緊張性肌神經症候群患者。

除了肩、頸、背和臀部肌肉在觸診時照常出現壓痛外，身體檢查的結果都很正常。她很容易就接受我的診斷，也參加了治療計畫，很快就擺脫了疼痛。後來她報告說病情沒有再發作過，有時會感到輕微的疼痛，但是她知道那是無害的，無所懼地繼續過她的生活。

由於治療過程中並沒有改變她的脊椎側彎，所以很明顯脊椎側彎不是病痛的根源。是她的性格使然，造成她患上各種良性的身體疾病，其中包括緊張性肌神經症候群，這點同樣很明顯。

退化性髖關節炎

一般人都知道**退化性髖關節炎**（osteoarthritis of the hip），一來是它很常見，再者它的手術過程非常戲劇化，過程中整個髖關節都被置換掉；患者被置入新的球窩關節❶（位於股骨頭）。這無疑是重建手術的一大偉業。

❶也稱球臼關節或杵臼關節。

骨骼過度生長和關節軟骨磨損，造成關節活動範圍降低，功能失調，才需要動這種手術。還有人說，患退化性關節炎的關節會很痛，有些案例可能是這樣沒錯。不過，我見過一些患者，他們的「髖關節」之所以會痛，顯然是緊張性肌神經症候群的一種表現，所以我們必須非常謹慎。

就在最近我才看過這麼一個案例。患者是一名六十幾歲的婦女，主訴臀部疼痛。她的髖關節X光片顯示，退化性關節炎病變屬於中度而已（儘管如此，醫師還是將疼痛歸咎於此），但身體檢查的結果說明一切狀況。她的髖關節活動完全正常，病變的那條腿負重時也不會痛。疼痛的部位位於髖關節上方約兩英寸（約五公分）處，直接施壓就會引來疼痛。她患的是緊張性肌神經症候群引起的肌腱疼痛。

疼痛通常來自臀部肌肉或與緊張性肌神經症候群相關的坐骨神經。這些人都是我治療的，他們的疼痛消失了，所以我才有把握這麼說。我並不是說事情一定是這樣，只是說我們必須提高警覺，考慮髖關節痛不見得是髖關節退化引起的這個可能性。

髕骨軟骨軟化症

髕骨軟骨軟化症（chondromalacia）是髕骨（膝蓋骨）內側的軟骨磨損變粗，在X光片上就可以看得出來，這無疑是它經常爲膝蓋痛背黑鍋的原因。這和剛才說的退化性髖關節炎不同，根據我的經驗，這種疾患絕對不會引起疼痛。檢查結果無一例外地顯示，膝蓋周圍的多條肌腱和韌帶中，有一條或多條出現了緊張性肌神經症候群肌腱疼痛。由於它的痛是在關節外，嚴格來說，這些病例的疼痛不是膝蓋痛。

骨刺

骨刺通常做X光攝影檢查就看得出來，並普遍被認爲是腳後跟疼痛的罪魁禍首。根據我的經驗，骨刺並沒有症狀，疼痛通常是緊張性肌神經症候群的肌腱痛引起的。

軟組織疾病：纖維肌痛症（纖維組織炎、肌纖維鞘炎、肌筋膜炎）

在美國有數百萬民眾受到肌肉風濕症、慢性疼痛、睡眠困擾和晨僵的影響，其中大多數是年齡在二十到五十歲之間的女性，有可能被診斷爲**纖維肌痛症**。據說，只有一小部分纖維肌痛症患者的診斷得當；由於未能在實驗室發現任何異常，有些醫師經常下這樣的結論，認爲這種疾病是「心因性的」。

儘管診斷出纖維肌痛症的頻率愈來愈高，但是據說這種疾病的病因仍然不明。醫師會勸患者不要擔心，因爲它既不是「心因性」（把它放在引號中顯然是一個壞詞），也不是退化或變形引起的。

多年來，我一直都很清楚，這種疾病是緊張性肌神經症候群諸多變異之一。由於心因性是總稱，涵蓋整個情緒因素引起的生理過程，所以此症雖不是退化或變形引起的，但它肯定是心因性的。但是，正如我們在這本書裡已經講過很多次，許多醫師本能地無法接受這樣一個觀念。心因性是一個不堪的字眼；只要是你搞不清楚它是什麼，你就說它是心因性的。他們無法想像，情緒有可能會導致身體變化。

醫師通常會說，他們並不確定是什麼原因導致纖維肌痛症（緊張性肌神經症候群），其實這種疾患的實驗室異常現象已經被確認了：這就是我們在生理學章節（參考第102頁）中指出來的缺氧。

問題在於，儘管醫師極力嘗試從物理和化學的角度提出解釋，但是在確定生理變化後，卻不知該如何處理這些訊息。他們憑著叫人欽佩的淵博知識，提出一切已知有關肌肉的物理和化學知識，再用這些事實構建出一套詳盡的病因假設，只是患者仍然身處疼痛之中。

纖維肌痛就是緊張性肌神經症候群。多年來，我看過且治療過好幾百名有這些症狀的患者。如我們在其他地方講過的，這些患者遭受的痛比一般緊張性肌神經症候群更甚，往往還需要心理治療。

滑囊炎

滑囊（bursa，或說滑液囊）是一種結構，用於在壓力較大的地方保護下層骨骼。有兩個部位的疼痛常歸因於滑囊發炎：肩部和臀部。在醫學上，這些被稱為**肩峰下滑囊炎**（subacromial bursitis）和**髖骨滑囊炎**。

肩關節很複雜，有很多地方可能會出錯而導致疼痛。最常出現疼痛的結構是穿過滑囊上方的一條肌腱，就在肌腱與骨頭（肩峰）相連處或附近。因此，疼痛的原因是肌腱痛，而不是滑囊炎，它也和大多數的肌腱痛一樣，是緊張性肌神經症候群引起的。所以，在許多緊張性肌神經症候群的病例中，當疼痛歸因於肩峰下滑囊炎，從解剖學或是病理生理學角度來看都是錯的。

同樣，位於我們稱之爲股骨轉子周圍的疼痛通常歸因於滑囊炎，但是根據我的經驗，這又是源於緊張性肌神經症候群引起的肌腱痛。

有關緊張性肌神經症候群在肌腱的表現，本書其他章節已經有過詳細的討論，此處僅簡單帶過。

肌腱炎

我們稱爲**肌腱炎**（tendinitis）的這組疾患，認清肌腱是患病的部位是沒錯，錯的是疼痛的病因。人體構造解剖是對的，診斷卻是錯的。一般認爲，肌腱疼痛是因肌腱過度使用而發炎。

因此，治療方法是不去活動這個部位，讓它休息，和／或局部注射類固醇（可體松，俗稱皮質醇）。疼痛的緩解往往只是暫時的。

許多年前，有一名患者表示，經過治療後不僅是他的背痛得到解決，他的手肘也不再疼痛，那時候我開始懷疑肌腱炎（更恰當地稱爲肌腱痛）可能是緊張性肌神經症候群的一部分。我對此進行了測試，還眞的發現我可以解決大多數的肌腱痛。現在，我認爲在緊張性肌神經症候群中受到侵犯的第三種組織是肌腱/韌帶。

肌腱痛好發於肩、肘、腕、髖、膝、踝和足等部位。

尾椎痛

尾椎痛（coccydynia，或譯尾骨疼痛症候群）是指兩臀之間臀縫深處的疼痛。一般認爲疼痛是源於脊骨的尾端，即尾椎（或尾骨），但事實很明顯，受到侵犯的部位通常是在薦骨的末端。無論是痛在尾骨還是薦骨，由於在X光片上什麼也看不出來，對診斷的醫師來說這種症狀就是不可解的謎。患者通常會聯想到很久以前，曾經重重摔過一跤。

尾椎痛是緊張性肌神經症候群常見的一種表現，既然是附著在薦骨和尾骨上的整條肌肉痛，可能是一種肌腱痛。怎麼證明？它會隨著談話治療而消失。

蹠底神經瘤

還有一種發生在腳掌前方的毛病也爲緊張性肌神經症候群的肌腱痛背黑鍋。疼痛常發生在蹠骨部位，幾乎總是被歸咎爲**蹠底神經瘤**（neuroma，全名是莫頓氏神經瘤），這是一種良性腫瘤❷。這種疼痛會隨著緊張性肌神經症候群得到治療而消失。

足底筋膜炎

足底筋膜炎痛在足底，整個足底沿著足弓都痛。醫師往往說不清楚病因，卻有可能將這種疼痛歸因於發炎。觸診時，這地方一壓通常很痛，很明顯似乎是緊張性肌神經症候群的一種表現。

多發性單神經炎

多發性單神經炎（mononeuritis multiplex）是另一種描述性的診斷，因爲病因通常不明。它指的是一種神經症狀，似乎會隨機影響許多神經。它可能隨著糖尿病併發，不過多發性單神經炎的患者有許多不見得是糖尿病患者。在我看來，它往往是緊張性肌神經症候群神經痛的一種，因爲緊張性肌神經症候群通常牽連到許多位於肩、頸、背部不同的肌肉和神經。

顳顎關節障礙

顳顎關節障礙（temporomandibular joint disorder, TMD）是一種很常見的面部疼痛症狀，歷來都被認爲是顳顎關節（TM關節）病變引起的，因此一直屬於牙科領域。我從未專門治療過這種疾病，但我極傾向於認爲它的病因與緊張性頭痛和緊張性肌神經症候群差不多。因肩頸疼痛前來就診的緊張性肌神經症候群患者，通常都有顳顎關節症病史，其下頜肌肉就像肩部、背部和臀部肌肉一樣，觸診時壓了會痛。

發炎

發炎被用來解釋許多上背痛和下背痛的病例，也是含類固醇（可體松）和非類固醇（如布洛芬）消炎處方的用藥根據，所以發炎是一定要討論的。由於背痛問題的嚴重性，這些藥

❷其實這不是神經長腫瘤，而是腳趾之間的神經反覆受到擠壓與摩擦，造成包覆神經周邊軟組織的異常增生。

物被廣泛使用。

根據緊張性肌神經症候群的診斷和治療經驗顯示，疼痛的根源既不在脊柱結構，也不在發炎。發炎的過程是對疾病或損傷的自動反應；基本上，它是一個保護性的修復過程。對入侵的細菌或病毒產生反應就是發炎。

如果這就是發炎的過程，那麼背痛的背到底怎麼了？它是感染、背部受傷產生的反應，還是什麼？目前還沒有令人滿意且有科學依據的答案。我在這本書裡面提出過，疼痛的根源是缺氧而不是發炎。這個想法至少在風濕症這方面的研究得到一點支持。

扭傷和拉傷

扭傷一詞應僅限於明確的輕傷案例，像是扭到腳踝。我不確定**拉傷**應該是什麼樣子。不幸的是，當症狀表現爲緊張性肌神經症候群，經常用到這兩個名詞。

簡單回顧過這些常見的傳統背痛診斷之後，現在讓我們看看針對這些診斷所採用的傳統治療方法。

6

傳統（常規）的治療

我曾經在一本提到背痛治療的教科書中寫道，治療上的折衷主義是診斷不當的表現。常見的肩、頸、背部疼痛症居然有這麼多不同的治療方法，這個事實顯示診斷的醫師並不確定眞正的問題出在哪裡。當然，看病總是會拿到一份診斷，通常是結構性的診斷，但是後續的治療，包括使用藥物、不同種類的物理治療、徒手治療、牽引、針灸、生理回饋、經皮神經電刺激（transcutaneous electrical nerve stimulation）和手術，其中許多都是對症治療，顯示診斷的依據並不可靠。

緊張性肌神經症候群的患者需要了解這些治療方法，這樣才能理解爲什麼他們對這些治療有反應或沒反應，或者爲什麼從這些治療中只有部分或是暫時受益。

在思考如何回顧這個主題時，我想到最好的辦法，可能是從當初預定達成目標的角度去思考每一種治療工具。當然，所有的治療方法應該都是爲了緩解疼痛，但重要的問題是如何緩解疼痛。每一種治療背後的基本原理是什麼？不論討論任何一種治療，安慰劑效應都極爲重要，所以在開始討論之前，我們要再次回顧一下安慰劑效應這個課題。

安慰劑效應

安慰劑雖然沒有治療價值，卻能產生良好的治療效果。糖片就是一個典型的例子。很明顯它之所以能產生令人滿意的結果，必須歸功於心靈操縱身體各器官和系統的能力。爲了做到這一點，心靈必須相信治療和／或治療者的效力。這裡的關鍵概念是信念——患者必須有盲目的信仰。一旦信了，結果可能會令人印象深刻。看看下面這則故事，這是德國心理學家布魯諾・克洛普弗（Bruno Klopfer, 1900-1971）博士於一九五七年率先提出的報告。

這份報告涉及一名患猛暴性淋巴癌的男子，他說服醫師採用一種名爲克力生物素（Krebiozen）的抗癌藥物治療他；這名患者奇蹟般地康復了，身上好幾個大腫瘤都消失了。他的復原狀況良好，直到他聽到有關克力生物素無效的報導，又退回到以前那般絕望的境地。

這位患者對治療的反應令醫師印象深刻，於是醫師又告訴他，會爲他注射療效更強的克力生物素，其實這次也只用滅菌蒸餾水。患者再次出現戲劇化的反應，他的腫瘤消失了。但是當美國醫學會正式宣布克力生物素毫無價值之後，這位患者的腫瘤再度復發，很快就去世了。

從這位患者的病史可以清楚看出，安慰劑是作用於身體而不是想像。在這個案例中，安慰劑刺激了免疫系統的強烈反應，使它能夠摧毀腫瘤。

我看過的疼痛症大多數是緊張性肌神經症候群引起的，根據這個印象，我不得不斷定我要講的治療，它的效益大都是安慰劑這個因素的作用。

讓受傷部位休息的治療方法

如果某個病例的疼痛確實是受傷造成的；如果某些結構受到創傷；如果需要一段時間的癒合，那麼採用讓受傷部位休息的治療方法就是合理的。治療方法包括臥床休息；採用腰椎牽引，但是由於牽引所用的重量根本不可能將脊椎骨拉開，所以這套方法是爲了讓病人臥床設計的；限制身體的活動；使用護頸圈、護腰或背架。凡是被認爲椎間盤突出的患者，醫囑幾乎千篇一律都是叫患者臥床休息。

然而，如果沒有病理性的結構異常，如果這個人患的是緊張性肌神經症候群，那麼這個理由就消失了。這些醫囑暗示患者，眼前的情況非常危險，嚴重到需要完全固定不動的程度，這樣的醫囑不僅沒有價值，甚至還加劇了問題。正如我們在有關治療的那個章節所強調的，即使認為疼痛是身體上而非情緒上的原因造成的，也會使症狀持續存在。

使用護頸圈和護腰也頗為荒謬，因為它們無法固定住受到束縛的部位。如果有患者稱感覺變好了，或是對其中一種治療產生依賴時，我會認為這都是**安慰劑**。

緩解疼痛的治療

緩解疼痛是所有治療的目標，但緩解疼痛的治療是為了消除疼痛本身。一般來說，這是一種對症治療，因此除非是出於人道主義，否則算是下錯藥。患者痛到受不了時，使用嗎啡、鹽酸配西汀（Demerol，或譯地美露）等強效止痛劑實屬合理，但是不能作為決定性的治療方法。

針灸似乎可以起到局部麻醉的作用。換句話說，針灸可以阻斷疼痛的神經脈衝傳遞給大腦。如果我們對付的是慢性病，在疼痛無法緩解的情況下，這是一種很好的治療方法。對典型的背痛患者來說，針灸可以提供暫時的緩解，但是對表面之下的過程，即疼痛的原因，卻是毫無作用。

神經阻斷術（nerve block）廣為全美各地使用，特別是用在嚴重疼痛和頑固性疼痛的時候。基本上，局部麻醉的作用和針灸一樣。因此，用針灸治療背痛所受到的批評也是一樣的。

經皮神經電刺激（transcutaneous nerve stimulation, TNS）則是靠對疼痛部位施以輕度電擊來緩解疼痛。通常是用膠帶固定住電極，患者可以隨意啓動電擊。我們對這個治療方法的看法和上述兩種是一樣的。然而，這是否只是一種安慰劑，才是眞正的問題。妙佑醫療國際（Mayo Clinic）❶有一個醫療小組在一九七八年發表一項研究，證明安慰劑同樣有效（G. Thorsteinsson, H. H. Stonnington, G. K. Stillwell & L. R. Elveback, The Placebo Effect of Transcutaneous Electrical Stimulation, *Pain*, Vol. 5, p. 31）。

如果這些治療方法有一種能延長疼痛緩解的時間，我們就不得不懷疑這是安慰劑效應；因爲這些療法並沒有治本，所以別的解釋說不通。

促進放鬆的治療

對於採用促進放鬆的醫療人員，我會提出這樣的問題：「目的是什麼？」「你設法讓患者放鬆的目的是什麼？」「你想要達到什麼目的？」

在緩解疼痛這個領域，這個問題的模糊之處相當大。平靜、放鬆下來的人比較不覺得疼痛，這是無庸置疑的，但這麼一來我們又是在對症治療，而未治本。再說，患者每天能有多少時間做放鬆練習呢？我會勸患者，冥想和放鬆練習不會造成傷害，但是不能靠這些來徹底止痛。

生理回饋在緩解疼痛方面的具體作用是促使肌肉放鬆。一般的程序是將小型電極貼在前額上，其電流活動（反映肌肉活動）則顯示在儀表上或螢幕上。然後受試者接受心理師的指示，降低儀表上的讀數（意味著肌肉已經放鬆），反過來讓身體其他部位的肌肉中產生反射性的放鬆。

同樣地，生理回饋也是在治療症狀而已，所以我的醫囑不含生理回饋的治療。

矯正結構異常的治療

用來矯正結構異常的治療方法中，最常見的可能是徒手治療（manipulation）。採用徒手

❶過去譯為梅約診所或梅奧診所。

治療的結構異常是脊骨錯位，治療的目的就是復位。我不信眞的有這種異常，就算有的話，我也不信透過徒手治療就能改變。有時候，經過徒手治療之後疼痛有明顯緩解，意味著這個人對安慰劑的反應良好。患者通常會定期回去接受這些治療。因此，發生在他們身上的很可能是安慰劑反應，已知這種反應都是暫時的。

手術雖然不像徒手治療那樣常見，但是傳統治療也經常利用動手術移除椎間盤突出的異物。手術的方法無疑是不可少的。然而，根據我處理椎間盤突出症的經驗，在我的印象中，造成疼痛的原因往往不是椎間盤突出。不消說，做這些手術的醫師都是滿懷眞誠的信念，相信他們切除的是有害物質；這是決定做手術背後的觀念，而且一般人普遍接受這種觀念。儘管如此，根據我的治療經驗，我不得不做出這樣的結論：由於安慰劑效應，手術有時候可能會產生理想的結果。安慰劑效果的強弱，也就是安慰劑能否達到良好和永久的效果，是根據它給人留下的印象來衡量的。這就是爲什麼手術可能是一帖強大的安慰劑的原因。

一九六一年，亨利．畢闕（Henry K. Beecher, 1904-1976）博士針對戰時傷員的反應（參見第七章〈心靈與身體〉）提出報告（Surgery as a Placebo, *Journal of the American Medical Association*, Vol. 176, p. 1102），這一事實才引起醫學界的注意。我們不願意質疑手

佛教繪本故事

不拘年齡！大人小孩皆可閱讀、都「繪」喜歡的佛教故事！

◎融入佛教中助人、慈悲等利他思想。勉勵讀者不畏失敗、跌倒了再爬起來！
◎亞馬遜近五星好評！精選10則《本生經》與最受歡迎的千手觀音故事！
◎學習千手觀音與佛陀的智慧，啟發善的品格與受用一生的道理！
◎融合大自然與動物的精美插畫，增添繽紛色彩，進入想像世界！

慈悲的英雄 千手觀音的故事

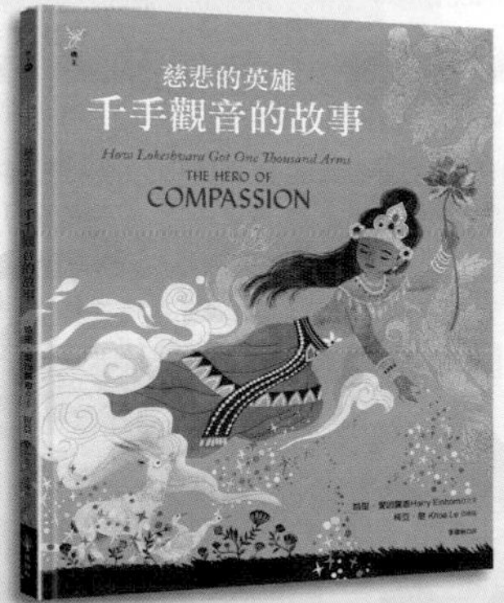

作者／哈里·愛因霍恩（Harry Einhorn）
繪者／柯亞·黎（Khoa Le）
譯者／李瓊絲　定價／380元

如同英雄一般的觀世音，
也曾因挫折而一蹶不振。
當千手觀音遇到困境，
祂該如何重拾勇氣？

佛陀的前世故事 與大自然、動物 一起學習仁慈、友愛和寬恕

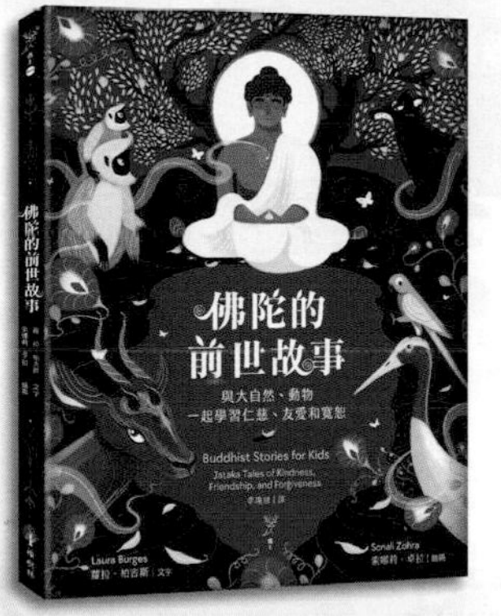

作者／蘿拉·柏吉斯（Laura Burges）
繪者／索娜莉·卓拉（Sonali Zohra）
譯者／李瓊絲　定價／600元

什麼？森林中的猴子、
鸚鵡和瞪羚……
都曾是佛陀的前世！

術的價值，但是有相當多轉了幾手的非直接證據顯示許多案例的手術都失敗了。正如這本書通篇所講的，大多數案例疼痛的原因似乎不是椎間盤突出，而是緊張性肌神經症候群。因此，移除突出椎間盤的異物可能無法解決根本的問題。

還有一種治療方法可以說是假手術，因爲它的目的和手術一樣，是爲了移除造成椎間盤突出的異物。**木瓜酵素**是一種蛋白質分解酵素，可以注入突出的膏狀椎間盤中，並消化吸收（溶解）突出的異物。這個方法沒有手術那麼可怕，不過由於突出的椎間盤可能不是疼痛的原因，所以這種治療方法還是得接受與手術一樣的非議。此外，醫學文獻中也出現過患者對木瓜酵素產生嚴重反應的報告。

頸椎牽引（cervical traction）確實可以微微牽拉（拉開）頸椎骨，它是另一種改變結構異常的嘗試——在這裡是試圖使頸椎孔變大。這是兩塊脊椎骨形成的孔，脊柱神經則從中穿過。背後的想法就是讓孔變大，這樣一來神經就不會受到「壓迫」。不過，我們之前曾經說過，神經根受到壓迫的想法通常是一種妄想，再強調一次，這無非是庸人自擾。

強化肌肉的治療

多年來，強化背部和腹部肌肉以保護背部或減輕背痛，這個說法在全美各地受到宣揚。這個想法在美國人心中根深柢固，卻是大錯特錯。基督教青年會（YMCA）爲此開班授課，成千上萬的醫師開出運動作爲處方，患者接受各種治療師的復健訓練。

做這些運動和強化這些肌肉並沒有錯；這是非常好的事（我自己也做）。但是，我會告訴患者，它既不會讓你的疼痛消失，也不會保護你免受疼痛之苦，如果眞有這種事發生，那也是安慰劑效應。

如果是藉由運動激起你的活力，打破你對身體活動的恐懼呢？那又是截然不同的兩回事，也是善用運動之道。

羅索莫夫醫師（我們在否定椎間盤病理學的意義時曾經提到過）在邁阿密大學醫學院，針對頑固性疼痛症患者展開一項大型且成功的保守治療計畫。從所有的報告來看，他提出的身體活動計畫既積極又嚴格。但是在我的印象中，儘管他的患者病情有所改善，身體功能也變強，不過許多人還是照痛。在我看來，疾病的根本原因既然沒有確定，也沒有解決，這種情形是不可避免的。

只有在極少數的情況下，我才會將患者轉介給物理治療師，而且也只是爲了幫他們克服恐懼與不願意運動。

促進局部血液循環的治療

有一些物理治療的方法可以藉由提高人體組織的溫度，促進流入某一區的血流。例如，可以利用**短波或超音波的輻射熱療法**，在肌肉裡面產生熱能。**深層按摩**和**主動運動**也有同樣的作用。因爲熱能無法穿透皮膚，更不用說深入肌肉了，所以**熱敷**正好與我們預期的相反，並不會增加血流量。矛盾的是，**冰敷**也許能透過刺激神經對寒冷的反射反應來促進血流。

但是這樣做有什麼用呢？除非疼痛是血流減少，或某種機制導致氧合❷減少造成的，否則增加可用氧氣沒有任何價值。

正如讀者所知，缺氧正是緊張性肌神經症候群肌肉疼痛的機制，這是我們的假設，現在已經有了風濕病學研究的支持。儘管如此，因爲它們的價值是暫時性的，而且是物理性的，

❷氧氣從微血管進到細胞的過程。

所以我不用這些治療方法。有關這個決定的理由，我們在〈緊張性肌神經症候群的治療〉一章中已經詳細討論了。

熱敷或冷敷、使用輻射（如今主要是超音波）、深層和淺層按摩，以及主動運動，廣爲用於治療疼痛症，幾乎是不管假定的病因爲何。例如，患者被診斷爲椎間盤突出，但是決定不動手術。那樣的話，在臥床休息一段時間後，如果疼痛持續，醫囑往往指定患者做物理治療，通常包含深層熱療、按摩和運動。我們很難理解這樣做的目的是什麼。它又不會改變椎間盤突出在解剖構造上的狀態。它是會暫時提高血流量，也可能強化肌肉，但目的是什麼？

許多年前，我也開過成千上萬次這個處方，我不得不承認，開這個處方的理由往往模糊不清，其中不乏一廂情願的想法：「也許做點什麼事，疼痛就會消失」「加強腹部和背部肌力，支撐住脊椎」「放鬆肌肉」等等。

如果找的物理治療師特別有才華，治療結果往往非常好。哎，這裡又是安慰劑反應在起作用，這就意味著結果通常不會持久。但是，如果治療師繼續爲患者提供服務，則另一輪治療可能會讓疼痛減輕幾週或幾個月。但是患者繼續過著受許多禁令和告誡所限制的生活，且始終擔心疼痛會復發。

抗發炎的治療

我對任何抗發炎治療的直接反應就是：「什麼發炎？」據我所知，沒有人能證明背痛是發炎的過程，但是卻有大量的類固醇和非類固醇抗炎藥用於治療中，其中有處方藥，也有非處方藥。要判斷這些藥物的療效有點困難，因爲這些藥物多半具有鎮痛（止痛）的作用。既然緊張性肌神經症候群無關發炎，我們必須假設疼痛的改善是藥物發揮止痛功能或安慰劑效應。

只有一個例外。類固醇（即所謂的可體松）會暫時減輕或消除許多患者的緊張性肌神經症候群症狀。我不知道是怎麼發生、爲什麼會發生這種事。當疼痛再次發作時，這些人會來找我看診；他們患的是緊張性肌神經症候群——而且患者通常對我的治療方法有反應，症狀會永久解決。

治療慢性疼痛

在本書第四章有關緊張性肌神經症候群的治療文末，我提到一套全美各地廣爲使用，用於治療慢性疼痛的計畫。在此必須重申一點，從醫學的角度看，針對疼痛的治療是不合理的。疼痛是一種症狀，就像發燒一樣。基於某些心理因素會導致患者誇大疼痛這個假設，它已經上升至一種獨立的疾病。如前所述，我們必須承認疼痛的結構性因素持續存在，這個理論才能成立——於是疼痛就被誇大了。

根據我的經驗，無論是輕度還是重度、急性還是慢性疼痛症，大多數患者的疼痛，都是由緊張性肌神經症候群所特有的生理變化引起的，而非結構異常。這些生理上的變化會導致疼痛和其他症狀。治療這些症狀，就如治療肺炎球菌肺炎患者的發燒症狀一樣，並非明智之舉。

這套新的理論從何而來？問題起源於醫師無法準確診斷疼痛的原因。然後，當疼痛變嚴重，變成慢性且造成失能，他們就舉起雙手投降，希望有人能幫他們減輕照顧這些患者的負擔。當行為心理學家提出一套全新的理論，認為是心理需求創造出一種全新的疾病，他們稱之為慢性疼痛，醫師們於是很高興能夠轉移責任。當醫師受挫後放棄他們應該恰如其分擔起診斷的角色，疼痛就在心理醫師的認可下提升至疾病的地位。

疼痛現在是一種症狀，過去是，以後也都是一種症狀。如果疼痛變嚴重，變成慢性病，那是因爲導致疼痛的原因很嚴重，也未被識別出。在這些疼痛症的案例中，慢性化是錯誤診斷的結果。下面這個案例的病史清楚地說明了這點，也很適合拿來爲本章收尾。

患者是一名中年婦女，子女都已長大成人；她來我們這裡接受治療的時候，基本上已經有兩年左右的時間臥床不起。多年來，她飽受腰痛和腿痛的折磨，做過兩次手術，病情逐漸惡化，生活幾乎完全被限制在樓上的臥室裡。

她被送進醫院，我們並沒有找到證據足以證明病情是持續性的結構問題造成的，反而發現嚴重緊張性肌神經症候群的表現。這也難怪，因爲心理評估顯示，她小時候曾遭受過可怕的性虐待和心理虐待，說得好聽一點，她正處於盛怒之中，但是她本人並沒有意識到這點。她是一個讓人如沐春風、充滿母性光輝的女人，就是會自動壓抑憤怒的那種女人。所以疼痛在她身上孳生醞釀多年，一直受到劇烈疼痛症的控制。

她的康復過程充滿了風風雨雨，因爲隨著個人生活細節的見光，她開始承認自己的憤怒，她經驗了各種不同的生理症狀（心血管循環、胃腸道、過敏），不過疼痛開始消退。她認眞接受密集的團體和個人心理治療。幸運的是，她很聰明，很快掌握了緊張性肌神經症候群的觀念。隨著疼痛的減輕，工作人員幫助她重拾行動能力。入院十四週後，基本上沒有再痛過，她就回家去了，準備重新開始她的生活。

這位女士患上的不是「慢性疼痛」這種病。她患的是一種生理疾患，即緊張性肌神經症候群，這是可怕的心理創傷所誘發的。如果有人暗示她，她之所以這麼痛，又痛這麼久，那是因爲她從中得到心理上的好處，這對她來說是多麼大的傷害啊。所以這只是舉一個例子，說明我爲何反對這個觀念。

同時，我堅持，治療緊張性肌神經症候群需要採取教育與心理治療雙管齊下的方法。大多數的患者並不需要心理治療，但是他們確實需要知道一點，我們每個人都會產生並壓抑不良情緒，而這些情緒可能是造成生理症狀的原因。

7
心靈與身體

關於緊張性肌神經症候群的原因和治療，有一點非常清楚，那就是它是所謂身心關聯的一個顯眼例子。醫學界對這種互動關係的認識由來已久且錯綜複雜。希波克拉底囑咐氣喘患者要對憤怒保持警覺，這表示早在兩千五百年前，人們就對情緒影響疾病有一定的認識。十七世紀的哲學家兼數學家笛卡兒（**René Descartes, 1596-1650**）給這個觀念一記沉重的打擊；笛卡兒認爲，心靈和身體是兩個獨立的個體，應該分開研究。根據笛卡兒的說法，心靈問題是宗教和哲學關心的問題。他說，我們應該用客觀、可驗證的方法去研究身體。在很大程度上，笛卡兒的學說仍是當代醫學研究與實踐的典範。一般的醫師把疾病看作是身體這個機器失調，把自己的職責視爲發現缺陷的性質，再加以矯正。醫學研究大大依靠實驗室，不能在實驗室研究的東西則多被認爲是不科學的。這種想法雖然明顯是錯的，仍是大多數醫學研究人員做研究的指導原則。笛卡兒的精神依然活躍。

沙可與佛洛伊德

十九世紀後期，著名的法國神經學家沙可（Jean-Martin Charcot, 1825-1893）與醫學界分享他治療一群患者的經歷（這群人十分耐人尋味），爲心靈與身體互動的原理注入活力。

這些人被稱爲歇斯底里症發作，他們有顯著的神經系統症狀，如手臂或腿部癱瘓，但是沒有證據顯示他們患有神經系統的疾病。想像一下，當他證明癱瘓可以在患者被催眠時消失，這些醫師所受到的影響有多大！沒有什麼比這個更具說服力，證明身心之間的關聯。

前去沙可知名的診所求教的醫師很多，其中有一位是維也納神經學家佛洛伊德（Sigmund Freud, 1856-1939）。佛洛伊德的名字現在已經是家喻戶曉，這是應該的，畢竟是他提出無意識心智（也可以稱之爲潛意識，你高興就好）這個觀念，沒有這個觀念就無法理解人類的行爲。然而，雖然早在約一百年前，佛洛伊德就開始撰寫這個主題方面的文章，但是人們對潛意識的情緒活動，以及它對人類行爲和感受的影響，這方面的認識仍限於受過精神分析訓練的精神科醫師和心理學家。這點特別令人感到遺憾，因爲像緊張性肌神經症候群、消化性潰瘍和結腸炎等這類疾病都是源於潛意識，並與潛意識產生的情緒有關。

佛洛伊德對歇斯底里（hysteria，或說臆症）患者產生濃厚的興趣，開始治療他們。他的動機就是他所觀察到的，催眠也許可以暫時消除症狀，卻無法治癒歇斯底里。最終，佛洛伊德得出結論，在這些患者身上表現出的戲劇性假症狀，他稱之爲**轉化性歇斯底里症狀**（conversion hysterical symptoms），都是一個複雜的潛意識過程的結果；在這個過程中，痛苦的情緒受到壓抑，然後從身體上釋放出來。他認爲，這些症狀是象徵性的，代表情緒張力得到釋放。這個壓抑的過程是對抗痛苦情緒的一種防禦機制，這就是他的想法。不過，他還將這些患者區分爲有這些症狀的患者，以及內臟器官（如胃和結腸）受到影響的患者。他認爲後者屬於不同的類別，無法用心理治療治癒。他還發現可以透過精神分析的療程，幫助許多轉化症患者。精神分析是他開發出來的，他也爲此聲名大噪。

在我看來，佛洛伊德對醫學最大的貢獻是他確認了人類無意識的存在，終其一生致力於理解它。他的成就與愛因斯坦、伽利略等致力於創新的偉大科學家並駕齊驅。

佛朗茲・亞歷山大

佛洛伊德可以說是第一個大力倡導身心關聯的人，儘管終其一生他都對這個主題感興趣，但是對這個領域做出最大貢獻的卻是他的學生。其中最重要的一個也許要算亞歷山大（Franz Gabriel Alexander, 1891-1964），亞歷山大和芝加哥心理分析研究所的同事攜手，爲本世紀身心醫學領域做出最重要的研究。他斷言器官異常（如消化性潰瘍）也是心理現象引起的，但是不同於引起轉化性歇斯底里症狀，他在這個領域的成就因而超越佛洛伊德。他所說的植物性精神官能症（vegetative neurosis，如潰瘍和結腸炎）是對持續或反覆出現的情緒狀態所產生的生理反應。他研究了上消化道與下消化道疾病、支氣管氣喘、心律不整、高血壓、心因性頭痛和偏頭痛、皮膚疾病、糖尿病、甲狀腺機能亢進和類風濕性關節炎。他認爲，每一種都有一特定的心理狀況導致這種特殊的疾患；例如，壓抑的憤怒會導致高血壓。（我會在後面的第214頁，闡釋我所提出的理論，說明心理誘發生理疾患的因果關係。）

亞歷山大還有一項重要的貢獻，就是在一九五〇年出版的《身心醫學》期刊中回顧醫學心理學的歷史，他指出隨著十九世紀現代科學醫學的興起，心理學對健康和疾病的影響這方面的研究從此就被放棄了。現代醫學認爲，一切都可以用物理化學去解釋，身體是極其複雜的機器，你只需要了解它是如何組合在一起的，它是如何對攻擊做出反應，就可以保持身體健康，遠離疾病。正如我們在上面所講的，率先提出這個觀點的是笛卡兒，這是對醫學的精神與神祕主義的一種反動。因此，醫學界看不起佛洛伊德及其追隨者，指責他們不科學。

物理化學病理學觀念的主導地位

亞歷山大認爲，自己的研究工作採用嚴格的科學方法，成功地回應了醫學界的批評，並宣稱我們即將要進入一個新的醫學時代，在這個時代我們會重視並積極研究情緒對人體健康和疾病的作用。遺憾的是，事實並非如此。隨著佛洛伊德身後那批熱情而有才華的學生從醫學舞台上消失後，認爲情緒直接導致某些疾病，並且在其他疾患中發揮重要的作用，這個觀念也隨之消失了。笛卡兒派的醫療哲學家再次確立他們的主導地位，情感被逐出醫學研究的領域。亞歷山大和他的同事創辦的《身心醫學》期刊換人接手，他們的主要興趣是實驗室和統計學感。他們說，如果無法在實驗室裡研究，就是不「科學的」，因此身心觀念是不科學的，它不能被研究。

隨著時間的流逝，醫學的物理化學觀點變得如此強勢，強勢到很多精神科醫師開始稱自己爲**生物精神病學家**（biological psychiatrist），宣稱情緒問題是大腦功能化學異常的結果，而我們所要做的就是發現每一種疾病中的化學缺陷性質，然後用藥物去糾正它。根據他們的說法，抑鬱症和焦慮症只是大腦化學物質紊亂所致。想當然耳，研發藥品的藥廠和販賣藥品的供應商樂見這一事件的轉變，不過這件事並不是他們發起的——是精神病學界發起的。

這種想法的明顯謬誤在於，無論是正常還是「不正常」的情緒狀態，大腦中無疑都能檢測到化學變化，但化學變化並不是原因，而是情緒狀態的運作方式或結果。如果用化學藥品來治療患者，那就是治標不治本的拙劣治療方式。

舉例來說，瓊斯先生因爲面臨財務困境而感到焦慮，他出現了各種焦慮症狀。醫師給他開了鎮靜劑，而不是提供可以幫助他處理現實情況的建議。這就是拙劣的治療方式。

過去這三十五年，病理學又回到以物理化學主導的觀點。這個當下，主流醫學似乎對身心關係完全不感興趣。就在一九八五年六月，《新英格蘭醫學雜誌》有一位主筆在這份刊物（醫學界最負盛名的刊物之一）上寫道，有關這方面的知識大多是市井傳聞。由於這個領域已經開始出現優質的研究，所以這篇評論在世界各地引起強烈的抗議。不過，這篇文章也顯露出笛卡兒派忠實信徒的自信與傲慢。幸好，接下來的那一個月，也就是一九八五年七月，有一份同樣重要的醫學期刊，那就是英國的《刺胳針》，多少提供了平衡的報導。它的主筆針對身心關係領域所做的研究發表意見，建議醫學界也許可以開始對此投以更多的關注。這篇評論算不上是對這個領域研究強有力的支持，但是它肯定比《新英格蘭雜誌》的評論來得客觀且科學。

身心研究的現狀

如果我所描繪出來的是一幅黯淡的畫面，那是因爲美國絕大多數的臨床工作和研究仍是以結構爲導向。話又說回來，還是有幾個亮點，所以我們也不是毫無希望。新的想法剛提出來的時候，總是面對重重困難，通常還會遭到否決，尤其是如果這些想法挑戰了或超越長期以來受珍視且頗富成效的原則。過去這一百年來，醫學上最引人注目且最有價值的進步是在實驗室裡發現的結果（如青黴素），我們應大大感謝所謂實驗室醫學的時代。但是我們必須能繼續向前邁進，同時意識到我們可能需要新的研究方法，尤其是致力於研究像心靈這麼困難和神祕的東西。

亞歷山大引用愛因斯坦的話說，亞里斯多德的運動學說阻礙了力學的發展，延後時間長達兩千年之久（也是發表在《身心醫學》期刊上）。如果笛卡兒派的哲學對心靈影響的研究，特別是情感對身體的影響，也造成一樣的阻礙，那會是一大憾事。

當代醫師爲什麼無法接受身心互動的觀念？我認爲這是因爲他們把自己當作人體工程師。在他們看來，健康和疾病可以用物理化學的用語來表達，而思想或情緒可能以某種方式影響物理化學，這種想法令人厭惡。這就是我的研究工作被刻意忽視的原因。我已經證明，眞正的生理病理過程是情緒現象的結果，並且可以透過心理現象中止它，不容置疑。這個說法先是被視爲異端邪說，然後又是大多數醫師無法理解的。他們所受的訓練讓他們無法接受這樣的想法，這種說法在他們聽起來帶點巫術的味道。這會讓他們想起笛卡兒之前那個不科學的舊時代醫學，想想就令人不寒而慄。矛盾的是，有點想法的平常人，由於不受醫學教育及其背後的哲學偏見的束縛，反而更能夠接受這樣的想法。當代醫學自我封閉而不求進步，不願跨出它所熟悉的技術安全邊界去冒險，在科學發展上受到了限制。它應該以理論物理學爲戒，因爲在理論物理學這個領域，舊有的觀念就不斷地被新的知識修正。

我對身心互動本質的假說

在回顧我們所知道的身心互動最新進展之前，也許應該先講講我對這個主題的假設。這些想法大多是從我在診斷與治療緊張性肌神經症候群的經驗中形成的。我要強調的是，它們都是假設。

第一個假設，也是最基本的想法，就是精神和情緒狀態會影響並改變（無論好壞）人體任何一個器官或系統。儘管研究已經開始提示答案，但我們還不知道這是透過什麼機制完成的。但我們不也是無法解釋，大腦如何將進入我們耳內亂七八糟的聲音，變成我們可以理解的詞語，或是我們眼睛所見無數毫無意義的形狀和線條，大腦又是如何經過處理後，轉換成我們認識的文字或事物，因此我們不該爲此所困擾。大腦所做的大部分事情（都是潛意識的），對我們來說完全是個謎。那麼，我們又何必爲了無法解釋精神和情緒現象如何影響大腦和身體，而感到不安呢？法國盧爾德（Lourdes）聖母之泉流出奇蹟之水是眞有其事；印度苦行者的修練是眞有其事；安慰劑效應也是眞有其事。醫學科學的工作就是去研究它，而不是去嘲笑它。

我要強調一下，在我看來，心靈可以影響任何物理過程。

心靈的構成

近一百年來，我們認識到構成心智的情感結構，也就是我們所謂的心靈、靈魂、精神，它是多面的。心靈似乎是由多股力量，有時是相互衝突的力量所組成的，它們主要在意識層面下發揮作用。我們所知道的這些主要歸功於佛洛伊德，他一生都在努力理解與描述這些力量。佛洛伊德對本我、自我和超我的建構與敘述是眾所周知的。我並不具備對自己的觀察做精神分析所需要的背景或知識，我能做的就是講出我所看到的，針對它在心理學上的意義提出我的意見，然後留給專家去決定這些觀察在當代精神分析理論中的位置。

爲了方便起見，我們將這種多面的情感機制稱爲人格。每個人都有人格，而且我們都知道一些人格特質；比方說，我們知道自己是否有強迫症，或是完美主義者。但是，我們的人格還有一些重要的組成部分是我們沒有意識到的，它們處於無意識狀態，卻有可能對我們的生活產生深遠的影響。每個人都有相同的基本人格結構組成，即便這些部分的組成，以及每個組成部分對個人生活的相對重要性，可能存在相當大的差異，這點似乎很明顯。例如，每個人都有良知；某個人的良知可能特別強，強到幾乎主宰他的生活；而另一個人的良知可能如此薄弱，弱到他的社會行爲接近犯罪。

無意識人格有一個很重要的部分，它是幼稚的、原始的，因而也是自戀的。它只顧自己，不關心別人的需要、欲求和舒適。它以自我爲導向。這部分的大小（強弱、影響）因人而異。在某些人身上這部分占很大，因此會更容易以自我放縱或幼稚的方式去反應或行事，但是一個人的行爲舉止總是會被成人的行爲所掩蓋，所以這個部分可能很難被發現。有許多感受和行為無疑是童年時期留下來的。兒童會覺得弱小無力且脆弱；他們需要依賴大人，也強烈感受到這種依賴性；他們不太看重自己；總是需要得到認可；他們很容易焦慮，也很容易生氣。他們沒有耐心。在某種程度上，我們都會在成年後無意識地繼續產生一些這樣的感覺。只是這種程度的多寡因人而異。

喬瑟夫．坎伯（Joseph Campbell, 1904-1987）是偉大的神話學家、哲學家，也是一位教授，他告訴我們，原始部落都有成年禮，少男和少女經過儀式後成為男人和女人。成人禮總是充滿激情，常常叫人痛苦而難忘，總是很具體且盛大。毫無疑問地，透過在童年和成年之間畫出清楚的分界，幫忙減少兒童時期殘存的影響。現代的「文明」社會沒有這樣的儀式（猶太教的成年禮和天主教的堅信禮最爲近似，但是肯定沒那麼盛大），我們可能因爲少了這些儀式而受到影響。如果童年和成年之間的界限模糊，不管實際年齡是多少，我們可能會保留更多的孩子氣。

每個人生活中的焦慮，可能源於我們情緒系統的這個部分，對日常生活壓力和拉扯的反應。壓力愈大，產生的焦慮就愈多。而且，正如我們在心理學章節所說的，憤怒也是如此。

我們產生的情緒之中，憤怒可能是最重要卻是最不被重視的一種。知名精神分析師暨倫理學家威勒．蓋林（Willard Gaylin, 1925-2022）醫師在一九八四年出版過一本書，書名《內心的憤怒》（*The Rage Within*），探討現代人的憤怒這個主題。由於憤怒與我們文明社會對適當行為的觀念背道而馳，我們往往在無意識中產生憤怒的那一刻就去壓抑它，因此並未意識到它的存在。我們為什麼要壓抑憤怒，原因有很多，其中大部分是出於無意識的。我們在心理學的章節中已經列舉過這些原因（見第72頁）。

壓抑不良情緒的傾向是一個人情感生活中極重要的一環，我們要再次感謝佛洛伊德提出這個觀念。我們會壓抑焦慮、憤怒、軟弱、依賴和自卑的感覺，原因很明顯。

在情緒光譜的另一頭，是佛洛伊德所說的超我；超我是我們體內的帶路者摩西。它告訴我們應該做什麼，不該做什麼，它可能是一個嚴厲的工頭。事實上，它加重了使我們焦慮和憤怒的壓力，因此實際上助長了我們內心的緊張。正如我前面所說，患緊張性肌神經症候群的人往往工作認眞、責任心強、盡心盡力、企圖心旺盛、有所成就，這一切無異給陷入困境中的自我增加壓力。

還有一個看法：就如那股想要壓抑不良情緒的傾向一樣強大，似乎還有一股同樣強大的動力，想要把它們帶到意識層面去。正是這種克服壓抑的威脅促使大腦必須生出緊張性肌神經症候群、潰瘍和偏頭痛等疾病。

緊張性肌神經症候群作為身心互動的實例：等效原理

現在我們可以著手研究這個問題：緊張性肌神經症候群在這個身心大局中的位置。這當然是這種反應的重要例子。我把它看作是一組生理反應中的一個，它們都是爲了同一個目的而生的。緊張性肌神經症候群相當於消化性潰瘍、痙攣性結腸炎、便祕、緊張性頭痛、偏頭痛、心悸、濕疹、過敏性鼻炎（花粉熱）、（頻發）前列腺炎、（常常）耳鳴、（常常）頭暈。這只是清單中的一部分，但代表最常見的這類反應。有趣的是，我還見過喉炎、病理性口乾、頻尿等許多爲達到這個相同目的的疾病。我相信這些疾患是可以互換、相當的，因爲我們發現其中許多疾患都在緊張性肌神經症候群患者身上發生過，有時是同時發生，不過多半是一前一後發病。我最近看過一位患者，他表示一直都有嚴重的偏頭痛（根據他所講的，這有可能是緊張性頭痛），但是自從腰痛和坐骨神經痛開始出現後，就不再頭痛了。

患者經常表示，緊張性肌神經症候群的疼痛一旦消失，這些疾患之中的一種也得到了解決，這一事實無異也在暗示著等效性。這種情況最常見於花粉熱。我都告訴患者，清單上所列的狀況在心理上的目的都一樣。

就在幾個月前，我收到過一封信，請看下面摘錄其中的一小段。這個男子首先寫道，他的妻子患有背痛，病情表現良好。接著就這樣說：

「也許你還記得，講座結束後，我上前去找你，提到我在過去這二十年裡一直飽受胃病的折磨。你告訴我，同樣的原理也適用。令我難以置信的是，它竟然起作用了！多年來，我一直服用各種藥片和美樂事（Maalox）制酸劑，時間比我願意承認的還要久。我的胃病是從高三那年開始的。如果不馬上服用胃藥，我會吃不下飯。我採信你這套理論，意識到潛意識如何控制日常生活，我的胃病就完全消失了。我試圖解釋給別人聽，誰也不相信我，但我相信你能理解。」

在健康問題上，一般人通常會聽取醫學專業人士的暗示，所以可以肯定的是誰也不會相信他，我們也說過了醫學界在這些事情方面的立場。根據我的判斷，只有一〇%的人能理解那個人的經歷。

從理論的角度來看，這種等效性有幾個有趣的意思。光就我所列出來的這組疾患而言，它偏離了亞歷山大的假說；亞歷山大認爲，特定的疾患自有其特殊的心理意義。在他的經典著作中，亞歷山大討論了他認爲會導致胃腸道、呼吸道和心血管問題的心理動力。據緊張性肌神經症候群和這些相關病症的經驗顯示，可能有一個共同點（也許是焦慮），導致這些疾病的其中一種。在這種情況下，其他的情緒（例如憤怒）可能是誘發焦慮的主要情緒，然後就會引發這種症狀。

以我個人來說，我經歷過胃酸過多、結腸炎、偏頭痛、心悸，以及各種緊張性肌神經症候群典型的肌肉骨骼症狀，也知道它們都是壓抑憤怒所造成的結果。一旦掌握其中的伎倆以後，通常我都能找出憤怒的原因，往往也能消除這些症狀。

有趣的是，注意上面所列出來的大多數疾患，都是經由自律神經系統誘發的。據我們所知，花粉症並不是經由自律神經系統誘發，而是免疫系統的功能出現問題。稍後討論到心理神經免疫學這個新領域時，我會再回頭來談這個主題（見第219頁）。

生理疾患作為對抗情緒壓抑的防禦

我們在第二章講到心理學時已經討論過，這裡只是簡單重申，無論是肌肉骨骼、胃腸道，還是生殖泌尿系統，身體症狀的目的都是爲了分散注意力，這是一種機制，它讓個人得以避免去感受或處理不良情緒，無論它是什麼情緒。從本質上來講，它就是心靈不想去應對這些感受。但是我們必須分清楚，潛意識所做的決定和一個人在有意識之下所做的決定。正如本書前面指出的，緊張性肌神經症候群患者在現實中應付自如；他們懦弱的是無意識的心智。患者只要簡單透過了解這個過程，就能夠阻止這個過程，這個事實就是證明這個觀念是否正確最好的證據。當我們認清它的面目，轉移（分散）注意力就不再起作用了。正如我們在第四章有關治療中提到的，許多患者在讀過我的第一本書後都表示，背部的疼痛症得到了解決，很顯然他們是被取得的訊息所「治癒」的。這不可能是安慰劑。

佛洛伊德和他的學生意識到，歇斯底里的症狀有時會以疼痛的形式出現。多年來，我見過一些嚴重緊張性肌神經症候群表現的患者，嚴重到經常臥床不起。除了典型緊張性肌神經症候群的症狀，即某些肌肉壓了會痛，坐骨神經等神經受到侵犯之外，這些患者出現疼痛的部位往往很奇怪，疼痛的性質也很奇怪。「我感覺自己的皮下好像有碎玻璃」，這種說法就是一個典型的例子。佛洛伊德會稱之爲歇斯底里性疼痛。歇斯底里的症狀牽涉到的是感覺運動系統，而不是自律神經系統，這是它們與胃腸道症狀（舉個例子來說）的區別，也表示它們有不同的心理因素。我的看法是這樣，緊張性肌神經症候群等同類的毛病和所謂的歇斯底里性疼痛，在心理上都是出自同一來源，不過情緒問題的嚴重程度可能決定大腦選擇什麼症狀。

心理誘發疼痛的單一理論

一九五九年七月，加拿大神經學學會（Canadian Neurological Society）第十一屆年會上，會長沃爾特斯（Allan Walters, 1906-1986）醫師發表一場演說，題目爲〈心因性局部疼痛又名歇斯底里性疼痛〉（Psychogenic Regional Pain Alias Hysterical Pain）。演說內容刊登於一九六一年三月的神經病學期刊《*Brain*》上。沃爾特斯醫師認爲，歇斯底里性疼痛的稱法不夠精準，根據他的經驗，有很多不同的精神狀態和神經狀態都可能引發這種疼痛，這種痛常被認爲是歇斯底里性的，而不僅是歇斯底里症（請注意這和我剛才提到的有相似之處）。典型的歇斯底里性疼痛好發於從神經解剖學角度來看不具意義的位置。

沃爾特斯提出**心因性局部疼痛**（psychogenic regional pain）一詞來形容這種疼痛。說它是心因性，是因爲它顯然是精神障礙或情緒紊亂的結果（所有的患者都經仔細研究，以排除身體損傷的因素）。說它是局部性，是因爲疼痛侵犯身體特定部位，不考慮具體的神經分布。

我的經驗支持沃爾特斯醫師的觀察，並進一步將它擴展。我見過緊張性肌神經症候群的痛，其中包括肌肉、神經、肌腱或韌帶疼痛，也見過發生在不同程度的焦慮患者身上，以及患有精神分裂症和雙相情緒障礙症（manic-depressive，昔稱躁鬱症）患者身上的心因性局部疼痛。看來，大腦需要抵禦痛苦或不愉快的感覺時，會從一大堆疼痛疾患和非疼痛疾患中做一番選擇。遇到嚴重的情緒狀態時，我們常會看到局部疼痛的發作。

我進一步假設，除了不同程度的情緒障礙（例如輕度、中度或重度焦慮）之外，個人還會對這些感覺做不同程度的壓抑。它給我們的印象就是，在一部分人的身上這些感覺被深深埋藏起來，就連心理諮商師都很難甚至無法讓患者將這些感覺帶到意識層面。在其他人身上，這些感覺就在表面下。毫無疑問，最痛苦和/或最可怕的那些感覺被埋藏得更深。

在我的行醫生涯中，問題嚴重的患者約占我所見患者的五%，他們通常除了教育計畫外還需要心理治療。

情緒與更嚴重的疾患

醫學界有一些人認爲，情緒對健康和疾病的作用是全面的。我就是其中一個。亞歷山大建議廢掉**身心醫學**（psychosomatic medicine）一詞，因爲這個說法無異是畫蛇添足——凡是和醫學有關的一切多少都受到情緒的影響。我認爲，所有的醫學研究如果不將情感因素考慮在內，都有缺陷。舉例來說，一項涉及動脈硬化的研究計畫，通常會將飲食（膽固醇）、體重、運動、遺傳因素考慮在內，但是如果不納入情緒因素，在我看來，結果是無效的。

在討論情緒可能在其中發揮重要作用的其他醫學問題之前，必須先說明這些事情不是人們自己造成的，這點很重要。患者被診斷出患有緊張性肌神經症候群之後，會對我說：「我感覺很糟糕；是我害了自己。」這種情形並不少見。聽了這話，我會告訴他們，他們的情緒模式早在達到責任年齡（age of responsibility）之前就已經建立起來了，而他們現在的狀況是遺傳和發育過程中環境因素共同作用的結果，他們無法控制這些因素。如果要爲此負責，還不如對你的身高或眼珠顏色負責。因此，他們以自己唯一懂得的方式對生活做出回應。此外，如果我們開始去理解一個人爲什麼會有這樣的反應，也想要改變，那麼就有可能有一定程度的進步。

還有一種性質類似的反應，就是醫師拒絕承認情緒在癌症中的作用。他們說，對癌症患者暗示情緒可能促成罹癌，這樣做很殘忍；這個說法會讓患者感到內疚，認爲個人必須爲自己的病負責。對此，我的回答是這樣的，醫師如何將此解釋給患者聽，會有很大的差別。你不能用這些訊息去打擊患者，也不能讓這些話聽起來像是他們在情感上有缺陷。你要解釋給他們聽，他們無法對上面所說的負責，再談談他們的生活，設法找出可能導致癌症過程的情緒因素，然後就如何補救與扭轉這些負面因素提出具體的建議。我的意思並不是說，有一套完善的治療過程是以這些想法爲本。這個領域還需要投入大量的研究。

身心醫學技術現況

讀者如果有興趣回顧當今醫學在身心關聯方面的情況，應該讀讀洛克（Steven Locke）醫師與卡勒根（Douglas Colligan）合著的《內在的治療者》（*The Healer Within*），內容十分精彩。洛克任職哈佛醫學院精神科，他與負責寫書的卡勒根合作，講述心靈如何影響身體，在過去歷史上與當代所做的努力。

書中所有重點內容我幾乎都同意。不過我有一個印象，作者過於偏重免疫系統，還暗示這個領域的未來端視他們所謂的「心理神經免疫學」（psychoneuroimmunology, PNI）這門科學。心理神經免疫學的研究具高度的科學性，將會對了解許多嚴重疾病發揮重要的作用，例如癌症和自身免疫性疾病（像是類風濕性關節炎和糖尿病），但是在我看來，它只是針對情緒如何影響身體器官與系統這個更大研究課題中的其中一部分。

緊張性肌神經症候群是經由自律神經系統引起的身心疾患其中一種，並未涉及免疫系統。我懷疑，免疫系統並未參與情緒和心血管系統的相互作用。大腦跨越界限去回應心理需求，這一事實再一次令我們感到好奇。因此，心理診斷相同（儘管嚴重程度不一）的患者可能出現緊張性肌神經症候群，這是透過自律神經系統誘發的；過敏性鼻炎，透過免疫系統誘發的；或是心因性局部疼痛，直接作用於感覺運動系統。

美國國家心理健康研究院（National Institutes of Mental Health, NIMH）的大腦生物化學部門，正在研究大腦與身體之間的互動這一主題，這項工作極其重要。柏特（Candace Pert, 1946-2013）是這項研究的先驅，她曾經是該部門的負責人，她的研究證明大腦與身體不同部位和系統之間的交流。對此感興趣的人，可以找來一九八九年六月號的《史密森尼》（*Smithsonian*）雜誌，裡面有一篇精彩的評論是針對這項研究工作寫的，作者是科普作家霍爾（Stephen S. Hall）。

心靈與身體交互作用的方法有很多種；本章接下來的部分將回顧其中一些常見的相互作用。

心靈與心血管系統

在心靈與心血管系統這個分類中，我們感興趣的主題是高血壓、冠心病、動脈粥狀硬化（動脈硬化）、心悸和二尖瓣脫垂。

眾所周知，**高血壓**很常見，由於它與心臟問題和中風有關，所以有點可怕。很多人都認為高血壓與情緒有關，但是從未在實驗中得到證實。在洛克菲勒大學任教的心理學家米勒（Neal Miller, 1909-2002）博士證明，實驗室裡的動物可以經由制約作用降低血壓，還可以改變許多其他身體過程，這份研究清楚顯示大腦可以用來影響身體。

赫伯．班森（Herbert Benson, 1935-2022）醫師是哈佛醫學院教授，也是心臟科專家，他講到所謂的放鬆反應，並證明可以用這種類似冥想的過程來降低血壓。

在一九九〇年四月十一日的《美國醫學會雜誌》上，登出一份非常重要的研究報告（Vol. 263, pp. 1929-35）。任職紐約市立醫院暨康乃爾醫學院（New York Hospital-Cornell Medical College）[1]心血管與高血壓中心的施納爾（Peter L. Schnall）醫師帶領一支研究團隊，與紐約地區另外兩所醫學院的醫師合作，發表一篇論文，確認工作上的心理壓力（工作緊張）與高血壓之間明顯的關係。這項研究還證實，這些人的心臟體積增大，這也是持續高血壓造成的不良影響。長久以來，專家一直懷疑心理因素與高血壓有關。施納爾醫師這項研究的巨大價值在於，它經過精心設計與執行，也許可以讓一些懷疑論者相信身心關聯的重要性。

許多患緊張性肌神經症候群的人都有高血壓病史，這表示相同的情緒狀態可能會導致緊張性肌神經症候群或高血壓其中一種。就在幾週前，有一位患者打電話報告說她的背痛消失了，但是她現在患上高血壓——這明顯就是一個相當的例子。

相較之下，緊張性肌神經症候群患者很少說自己有冠狀動脈疾病的病史，其後也很少發展出冠心病。我可以爲前者提供證明，但是無法拿出統計數據來支持後者；這只是一種臨床印象。

幾乎每個人都聽說過所謂的A型行爲模式，還有A型人容易患冠心病的說法，這是費德曼與羅森曼兩位醫師在一九七四年出版的《A型行爲與你的心臟》一書中講到的。

A型人被形容成企圖心極強、積極進取、爭強好勝、工作超認眞，經常將自己置於巨大的時間壓力之下，非常需要別人的認可，而且充滿了敵意。由於患緊張性肌神經症候群的人往往有強迫症、追求完美、責任心很強、做事一板一眼，所以他們常說自己是A型人。事實上，這兩者在這幾個重要的方面是不同的。許多緊張性肌神經症候群患者與充滿敵意正好相反；他們往往很想做好人、與人爲善、和善有禮、包容且樂於助人。他們也許有企圖心，往往也很有成就，卻不見得像A型人那樣強烈追求自己的目標，這似乎才是A型人的特點。

《A型行爲與你的心臟》一書出版後，有大量研究試圖闡明各種A型特質的相對重要性。有人提出意見，上面列出來的所有特質中，充滿敵意可能是唯一能讓人容易患冠心病的。

對於意識到自己經常生氣的人來說，無論有沒有患有緊張性肌神經症候群，這點都可能

❶已改為紐約長老會醫院—維爾康乃爾醫學中心。

會令人感到不安。我對此非常感興趣，因爲有愈來愈多的證據顯示，壓抑的憤怒在緊張性肌神經症候群的心理動態中很重要。但是統計數字清楚顯示，緊張性肌神經症候群患者罕有罹患冠心病的，所以我們要如何調和這些事實與統計數字方面的證據呢？

顯然，要解開這個謎團還需要做更多的研究與思考。不多去了解憤怒的心理動力學，或有關人格的無數細節，只關注敵意這類特質，這麼做是危險的。一邊開車一邊對計程車司機罵髒話的人，可能是用這種方式來轉移他對老闆的憤怒，這樣做總比丟掉工作要好得多。或者背後的原因比這複雜多了。

這裡所提出來的行爲研究問題出在它不夠多元；它根據過度簡化的人類行爲模型得出結論。這是當代這個研究領域的其中一個弱點。爲了得出在統計學上有效的結論，研究必須採用可測量的標準，這麼做雖然適當，但是研究調查者必須百分百確知自己在測量什麼，這爲他們帶來很大的負擔。A型行爲研究的歷史正好可以說明這一點。

更慘的是，自覺經常生氣的可憐人，還被建議別再生這種氣！這眞是讓他徹底絕望。他被告知這種行爲很可能會讓他心臟病發作，爲了避免這種情況的發生，他最好停止做自己。

我不會冒昧爲自認是A型人提供忠告。我會告訴緊張性肌神經症候群患者，從統計數據來看，他們似乎不容易罹患冠心病。如果他們經常意識到自己在生氣，光是意識到這點，他們就已經領先別人了。如果他們眞正在意自己的這種傾向，我會準備好將他們介紹給心理諮商師，心理諮商師會幫他們多了解自己爲什麼會有這樣的行爲。根據我的經驗來看，覺察就是一帖良藥。

有關A型人格這一整套說法的妙處在於，它讓一些醫學界人士相信，大腦裡面發生的事對變化中的身體而言，可能很重要——至少就冠心病而言是這樣。

動脈的血管壁變厚、動脈粥狀硬化、動脈的硬塊剝落——這些說法指的都是同一個意思。由於造成冠狀動脈血管變窄的是血管裡硬化的斑塊，而且已經確定情緒與冠心病之間的關係，因此人們很容易對一般的動脈硬化做出一套推理。動脈粥狀硬化是指這些斑塊沉積在血管內部，這些斑塊可能會減緩血液的流動，或是變成血栓的基礎，然後阻塞動脈。根據費德曼醫師和羅森曼醫師的研究，雖然遺傳（選對父母投對胎是有好處的）、血壓、飲食、體重和運動都發揮重要的作用，這點很明顯，然而我們很難不得出這樣的結論：不論發生在那個部位，情緒可能對動脈硬化起作用。

一九九〇年七月，英國著名期刊《刺胳針》刊登了一份重要的報告（*Lancet*, Vol. 336,

pp. 129-33）。加州大學舊金山分校醫學院教授歐尼斯（Dean Ornish）醫師，率領一支大型團隊做了一項隨機對照研究，他們證明生活方式的改變（執行一年）實際上是可以逆轉冠狀動脈的動脈粥狀硬化（動脈硬化）過程。實驗組的患者吃的是低脂肪、低膽固醇的素食；參加壓力管理活動，如冥想、放鬆技巧、意象訓練（imagery，或譯心像訓練）、呼吸技巧和伸展運動；並定期做適度的有氧運動。此外，還有每週兩次小組討論，提供社會支持，加強他們對改變生活方式這個計畫的堅持。對照組（非實驗組）患者的冠狀動脈粥狀硬化則有所增加。隨著冠狀動脈阻塞的減少，實驗組患者心絞痛（胸痛）❷發作的頻率、持續時間和嚴重程度也有所下降，而對照組在這一年內心絞痛則是有所上升。

這份報告明顯很重要，它顯示我們長期以來的懷疑：決定是否會動脈硬化的，不僅僅是飲食、運動等純物理因素，還有社會心理因素。我預測，進一步的實驗將會確認一個人的情緒狀態才是最重要的變數，還會證明僅靠加強心理治療對動脈粥狀硬化也有類似的逆轉動脈硬化的作用。

對一般人來說，**心悸**一般意味著心率非常快。這方面的醫學術語則是**心搏過速**（tachycardia），心率爲每分鐘一三〇到二〇〇次。陣發性心房心搏過速（paroxysmal atrial tachycardia, PAT）是最常見的心搏過速形式，根據我的經驗來看，陣發性心房搏動過速通常是情緒因素引起的。無論如何，患者都應該找家庭醫師、內科醫師或心臟病專家治療。最好是能探究此病發作的情緒因素。

心律不整也可以稱爲**心悸**。我這一生斷斷續續一直都有間歇性的心悸，再說一次，這顯然也是情緒因素造成的。這也應該交給醫師去檢查和處理，確保它們不是心臟異常的結果。一般普遍認爲，這些狀況是經由自律神經系統誘發的。

最後，所謂的二尖瓣脫垂是一種非常常見毛病，指的是兩片一組的心臟瓣膜其中一片異常。瓣膜變得「鬆垮」，無法正常發揮功用，因此經常聽到心雜音。雖然聽起來很可怕，卻很常見，女性比男性更常出現這種毛病，它似乎與功能障礙沒有關係。我患二尖瓣脫垂多年，依然四處活躍走動，還經常從事劇烈的有氧運動。

耐人尋味的是，有一些醫師認爲它是心因性的，也就是說是焦慮引起的。在醫學文獻中（一九八七年十月三日的《刺胳針》評論，標題爲〈二尖瓣脫垂的自律神經功能〉

---

❷俗稱狹心症。

（Autonomic Function in Mitral Valve Prolapse, *Lancet*, October 3, 1987）〕可以找到相當多的證據，顯示它與自律神經系統異常活動有關。

最近，一九八九年七月出版的《物理醫學與復健檔案》（*Archives of Physical Medicine and Rehabilitation*, Vol. 90, pp. 541-43），裡面出現一篇文章，提到一項研究，研究發現一組纖維肌痛症的患者之中七十五%患有二尖瓣脫垂，發病率高於一般人群。正如我所說，我認爲纖維肌痛症是緊張性肌神經症候群的一種。

由於緊張性肌神經症候群和二尖瓣脫垂都是自律神經活動異常引起的，而緊張性肌神經症候群顯然是情緒因素作用的結果，因此我忍不住要將二尖瓣脫垂納入源於情緒領域所產生的生理疾患那張列表中。以我自己爲例，我患過緊張性肌神經症候群、胃腸道症狀、偏頭痛、花粉熱、皮膚病和二尖瓣脫垂，我的患者之中有很多人也是如此，這表示這些都出於同一根源——即受到壓抑、不受歡迎的情緒。

讓我重複一個非常重要的觀點：大多數醫師都無法接受情緒會刺激生理變化這個想法，因此他們也就斬斷一個可能性，無法理解目前困擾人類的一大堆疾病。緊張性肌神經症候群和二尖瓣脫垂肯定屬於這類疾病。

總而言之，我們已經簡單扼要講了五種可能與情緒有關的心血管疾病。這五種疾患之中有三種，即高血壓、心悸和二尖瓣脫垂，都是透過自律神經系統誘發的，這點令人大感興趣。

心靈與免疫系統

想到動物生物學的複雜性就令人心生敬畏，也覺得難以承受。實在無法想像，像我們這麼複雜的生物是如何形成的。難怪需要費時幾百萬年演化。

免疫系統是一套複雜且充滿效率的奇蹟。它是用來保護我們，免於受各種外來入侵者的傷害，其中最重要的是不受病原體的侵害，還要免於受內部產生的危險敵人所害，例如癌症。免疫系統是由多種防禦策略組成的：它可以產生化學物質來殺死入侵者；它可以動員細胞大軍吞噬它們；它有一套精密的系統，可以識別出成千上萬種對身體來說是外來的物質，然後將它們中和掉。

多年來，免疫學家一直認爲免疫系統是一套獨立自主的系統，然而在這個過程中，有一些患者的故事令人感到不安，這些敘述顯示大腦可能與免疫系統的運作方式有關。大多數的

病的作用，從而產生了治療效果。事情有可能就像緊張性肌神經症候群一樣，疾病的作用是將注意力從情緒領域引開，當患者意識到這是怎麼回事，並將注意力集中在情緒上，這時候疾病就會失去它的目的而消失了。

我們這些相信免疫系統深深受到情緒影響的人，都要感謝艾德博士，是他在實驗室證明這是個事實。艾德博士並不是唯一的那個人；也有其他的實驗室科學家也證明了心靈與身體之間同樣戲劇性的關聯。

一九八二年四月，維辛泰納、沃爾皮切利和塞利格曼（**M. A. Visintainer, J. R. Volpicelli, M. E. Seligman**）三位作者在知名的《科學》雜誌上發表一篇報告，讓我印象特別深刻。報告中提到實驗對象是一群老鼠，都患同一種癌症，在兩種不同的實驗條件下接受惱人的電擊；一組可以逃開，另一組則必須忍受到電擊停下來爲止。兩組老鼠的電擊量完全相同；這兩組實驗對象之間唯一的差別就是逃不逃得掉。根據作者的說法，「逃不掉電擊的老鼠抗腫瘤的可能性只及逃掉電擊或未接受電擊老鼠的一半，死亡的可能性爲後者的兩倍之多。逃不掉電擊的老鼠抗腫瘤的比率僅二十七％，相較之下，逃掉電擊的老鼠抗腫瘤的比率是六十三％，而沒有受到電擊的老鼠比率則是五十四％。」

這項研究清楚暗示我們，正是免疫系統是否有效決定患者能否擺脫癌症，因此情緒壓力較大的老鼠其免疫系統的效率較低。如果老鼠的情形是這樣，可以想像情緒在人類身上的作用肯定要重得多。

癌症與免疫系統

既然介紹過情緒與癌症這個主題，我們就再進一步探討。雖然主流醫學尚未深入研究這個主題，但是多年來已經有許多觀察結果顯示，心理因素和社會因素可能在癌症的起因與治療中起到作用。

其中一份觀察是出自肯尼斯．佩勒提耶（Kenneth Pelletier）的報告，佩勒提耶當時任教於加州大學舊金山分校醫學院。他對當時發生在舊金山地區七名「神奇治癒癌症」的患者很感興趣，想要知道他們之間是否有什麼共同之處。他發現，事實是這七個人都變得更外向，更熱衷社區活動，對自身以外的事情感興趣；他們都嘗試改變自己的生活，讓自己有更多時間去從事令人愉快的活動；這七個人都變成信徒，雖然信仰不同，但他們都著眼於超越自我；每個人每天都花一點時間冥想、靜坐、沉思或祈禱；他們都開始運動，還都改變飲食習慣，少吃紅肉，多吃蔬菜。毫無疑問，看來好像是社會和情感因素在這些「神奇的治癒」中發揮了作用。

佩勒提耶是知名的作者，著有一本關於身心關聯的《心靈是治療者，心靈是殺手》（Mind as Healer, Mind as Slayer）。

對此感興趣的讀者，可以找《找回身體健康》（*Getting Well Again*）這本書一讀，作者是奧．卡爾．西蒙頓（O. Carl Simonton, 1942-2009）醫師暨史蒂芬妮．馬修斯．西蒙頓（Stephanie Matthews-Simonton）夫婦與詹姆斯．克雷頓（James Creighton）。這三位作者在這本書裡面講述西蒙頓夫婦的癌症治療法。他們採用的是一種心理治療方法，他們試圖了解病人，並找到改變態度和觀念的方法，因爲他們認爲這些對最終的治療效果非常重要。

最近有一本書談到這個主題，非常受歡迎，是耶魯醫學院附設醫院外科醫師伯尼．西格爾（Bernie Siegel）所著的《愛的醫療奇蹟》（*Love, Medicine, and Miracles*）。西格爾一開始是外科醫師，後來他漸漸意識到癌症背後的社會和心理層面，於是開始與患者合作。他的書很能鼓舞人心，由於廣受歡迎，幫助許多人了解可以發動大腦來抗癌的想法。

不過，西格爾醫師的研究缺少心理方面和生理方面的特異性，有人可能會擔憂其原因。

他並沒有提出一個理論模型，說明情緒如何對癌症的病因和治療發揮作用，以及他的研究如何適用於這套理論模型。少了這個，他的研究不太可能對傳統醫學研究領域產生太大的影響。

眞是遺憾，我們非常需要更精準地定義是**什麼**社會和心理因素導致什麼疾病，以及是如何造成的。承認情緒在健康和疾病中的重要作用之後，醫學界必須重新審視情緒致病的概念。想要消除情緒與生理之間這道神祕的鴻溝，需要實驗醫學領域最優秀的人才，還需要對現在醫學看重的基因研究或癌症化療等方面的興趣和投入。

但是，如果我們將「愛的力量」置於醫學背景中，而不仔細研究其具體的心理和生理影響，就無法吸引這些人與這種承諾。如果不這樣做，我們又要如何區分西格爾與暢銷書作者諾曼・文生・皮爾❸（Norman Vincent Peale, 1898-1993）、瑪麗・貝克・艾迪❹（Mary Baker Eddy, 1821-1910）之別呢？

❸美國新教牧師，著有《啓發人生的光明面》《向上思考的祕密》等書。

❹美國宗教領袖，《基督教科學箴言報》創辦人。

撇開這些顧慮不談，像西格爾醫師、西蒙頓醫師、佩勒提耶醫師和洛克醫師（還有我沒提到的一些人），都是時代的先驅，他們要告訴我們的東西對醫學的未來影響重大。

免疫系統和傳染病

在此再次強調，長期以來我們意識到情緒與我們容易受到感染或是抵抗感染的能力有關，但是醫師普遍沒有接受這種看法，也很少運用在日常醫療工作中。頻繁感冒和生殖泌尿系統感染是最常見的免疫系統疾病，但是心理因素很可能在所有感染過程中發揮作用。

就像癌症一樣，問題在於免疫系統有效根除傳染原的效率。緊張的情緒會降低這種有效性，使感染蔓延，不過，也有有充分的傳聞證據顯示，我們有能力透過改善情緒狀態，或是採用其他技術，來提高免疫效率，接下來的故事就說明這一點。

一九八五年一月號的《華盛頓郵報保健專刊》（*Washington Post Health Journal*），主題文章是莎莉．史奎爾斯（Sally Squires）撰寫的一篇專文，文章標題是〈心靈的反擊〉（The Mind Fights Back）。她在這篇文章中講到由阿肯色醫學科學大學免疫學家和精神科醫師組成的團隊所做的一項研究，選出一位被形容爲「專注冥想者」的女性（此人對肉體的反應特別敏感），參與這項有趣的實驗。

她的前臂被注射水痘❺病毒。在此之前她就接觸過水痘病毒，所以身體產生一般的陽性免疫反應，注射部位腫起一個直徑約半英寸（約一點三公分）的硬塊，幾天後就消失了。爲了證實她體內正在產生免疫反應，研究人員幫她做了血液檢查，證明她的白血球正在積極對抗感染。這個過程重複兩次，都出現同樣的反應之後，研究人員指示她嘗試阻止身體的正常反應，她利用每日的冥想中做到了這點，連續三週下來腫塊愈來愈小。然後研究人員又要求她停止干擾正常的免疫反應，在最後三次注射病毒後，她的手臂又像往常一樣腫了起來。

這項操作清楚地顯示，只要教會心靈怎麼做，它就能改變身體的反應。參與這項研究的醫師對這個結果印象非常深刻，所以在九個月後他們重複整個實驗，得到同樣的結果。

即便是傳統的醫學研究也很難從這個實驗中挑出錯來。這項驚人的研究證明了所謂心靈的力量，在這個實驗裡證明的是心靈對免疫系統運作的影響。

緊張性肌神經症候群的治療所講的現象與此類似，從治療中獲得的知識有辦法干擾不良

❺不同於天花。

的生理反應，即緊張性肌神經症候群的疼痛。

過度活躍的免疫系統——過敏

我治療過同時患有緊張性肌神經症候群和過敏性鼻炎（花粉熱）的患者，根據這個經驗，我認爲成人生活上常見的一些過敏相當於緊張性肌神經症候群，也就是說，它們是情緒因素引起的；不過，上述這個想法是有爭議的。在討論這個問題的時候，總是有人說：「哦，可花粉熱是由諸如花粉、灰塵和黴菌之類的東西引起的；你怎麼能說是緊張引起的呢？」如果有十個人站在一片含草本花粉的草地上，並不是所有的人都會開始打噴嚏，只有過敏的人才會。非過敏體質者和過敏體質者之間有什麼區別？後者的免疫系統在緊張的影響下，也是我們一直在談論的壓抑的感覺，變得過度活躍。這點已經得到了證明，不是偶爾一、兩次而已，而是在緊張性肌神經症候群患者的身上反覆得到證明，他們在學習經歷的過程中被告知，花粉熱和緊張性肌神經症候群是同類，可以用消除緊張性肌神經症候群同樣的方式消除。他們做到了。

G先生在一次小組會議上報告說，他患秋季花粉熱已經長達十七年之久，今年卻沒有發作！他把自己所聽到的牢記在心，奇蹟般地，花粉熱在那一季不再發作。

多年來，我一直對貓身上的東西過敏（過去我們說是皮屑，現在我們被告知可能是貓咪唾液裡的某種東西，在牠們小心翼翼舔過的皮毛上變乾後，飄浮在空氣中）。如果我走進一間屋子，不知道裡面養了一隻貓，我的眼睛就會開始發癢。通常我會不假思索地揉起眼睛。接著小貓走進房間，於是我會說：「哎呀，現在我知道眼睛發癢的原因了。」然後我的眼睛就不癢了。這種情況之所以發生，是因爲我知道過敏性鼻炎和結膜炎是存在我腦中緊張庫中的兩個選項，正如我們在第四章關於治療中講過的，認識到這些制約的本質就是會讓它失效，於是症狀就消失了。

醫學界的人大多排斥情緒與過敏有關的觀點。上述這兩個例子用別的方法都解釋不通。它們顯示出，除了對吸入物質做出反應的自主免疫系統之外，還有什麼東西在起作用；怎麼可能僅僅透過思想就讓症狀停止呢？顯然，與我們在治療那一章中講過一樣的心理—情緒動力，在這裡起了作用。

我沒有證據可以證明這種「知識療法」對任何常見的過敏症都有效，所以我不會多說什麼，除非我有其中一種，那我肯定會把我生活中的情緒因素都歸零。

順便說一句，承認情緒的作用並不排除使用傳統醫學治療。

心靈與胃腸道系統

在這個領域，不論是在醫師或一般人之中都有這樣的傳統，就是承認情緒因素的作用。雖然大多數人仍然會說潰瘍是緊張引起的，但是醫師仍在努力證明不是這樣的。仔細閱讀任何專門研究胃腸系統疾病的醫學雜誌〔其中就有一本雜誌就叫《消化道》（*Gut*）〕，你會發現有許多文章提出各種純「生理」的原因，絕口不提情緒。這與前面提到的，愈來愈關注疾病的物理和化學性質的趨勢是一致的。

在這十七年來治療緊張性肌神經症候群的過程中，我看到它與胃腸狀況有一致的相關性。患者往往會有胸口灼熱、食道裂孔疝氣（似乎是潰瘍的一部分）、消化性潰瘍、腸躁症、結腸痙攣、便祕或「脹氣」等最常見的例子。這些通常是在患者出現疼痛問題之前就有的毛病。

就跟緊張性肌神經症候群一樣，它們是我所謂的自律神經系統功能異常的結果，而在我看來，它們反過來又受到與刺激緊張性肌神經症候群一樣的情緒因素所刺激。比起三、四十年前，現在這些情形已經不是那麼普遍了，那是因爲緊張性肌神經症候群已經成爲對抗焦慮和憤怒首選的身體防禦措施。還有一個可能的原因是優良抗潰瘍藥物的出現。既然有藥物可以消除症狀，也就沒有任何東西可以吸引人的注意力，而這卻是心理生理過程的目的，所以大腦就會選擇別的東西，比方說緊張性肌神經症候群。這種發病率的下降，在醫學文獻中都有記載。

這些胃腸道疾病與情緒有關，也可以用治療緊張性肌神經症候群一樣的方法治療它，最吸睛的證據是這個故事：有一個男子陪他的妻子前來聽講，當他得知心靈如何影響身體（我們在本章前面部分講過了）之後，困擾他一生的胃痛症狀居然有所緩解。

心靈與頭痛

持續性或反覆頭痛都應該找固定就診的醫師診察。它有可能是腫瘤等嚴重疾病的徵兆，只是這種情形很少見。

我不打算在這裡詳細回顧頭痛這個主題，我只想說，根據我的經驗，頭痛大多屬於緊張性頭痛，所以頭痛近似緊張性肌神經症候群的一種。我懷疑兩者背後的機制完全一樣，都是頭皮肌肉的小血管收縮。頭痛與緊張性肌神經症候群一樣，基本原因都是緊張，就如我們所定義的那樣，而且有各種各樣的模式，嚴重程度也不一。

殃及後腦的頭痛顯然與後頸肌肉有關，而後者正是構成緊張性肌神經症候群的一部分。有些患者表示整個頭都會痛；其他的人則是痛在前額葉部位。常聽到患者抱怨「眼窩後面」嚴重疼痛。如果是單側（只痛一邊）、嚴重且伴隨噁心想吐，往往稱爲偏頭痛。緊張性頭痛可能像最嚴重的肩、頸、背痛一樣會造成失能。

偏頭痛潛在的心理因素似乎與緊張性頭痛一樣，但其背後的生理學機制不同。我患偏頭痛好多年，能夠以患者的權威身分發言。偏頭痛與緊張性頭痛的不同在於，頭痛發作之前的某種神經學現象，通常是視覺上的。我會看到一條鋸齒狀的曲線，占據視野的不同地方。看起來像碎裂的玻璃，還會「發出閃光」，迅速地閃爍。不知怎的，我們都說它是「光」。一開始通常是一小點，遮掉一部分的視野，幾分鐘之後發展成上述的完整模式。這種現象持續約十五分鐘之久，然後逐漸消失，緊接著就是頭痛，可能會痛得很嚴重。

偏頭痛之所以有點嚇人，在於它已被證實是由於大腦內部的血管收縮引起的。有一次我的偏頭痛發作，期間講話語無倫次，時間長達一個小時左右，這種情況就是所謂的失語症，是大腦語言區一條重要的動脈暫時性收縮的結果。

有一個好消息是有關偏頭痛的，它和緊張性肌神經症候群是同類，可以採用完全相同的方式讓它消失，起碼根據我的經驗是這樣。在我對緊張性肌神經症候群有所了解前幾年，這件事就發生在我身上。當時我還是家庭醫師，年紀很輕，偶爾會患偏頭痛，有一次在和那個社區裡一名年長的醫師交談時，他提起不記得在什麼地方讀過一篇文章說，偏頭痛可能是由於憤怒受到壓抑所引起的。接下來那一次我眼前出現「光」，這意味著我有十五分鐘左右的時間去思考，我嘗試搞清楚自己可能爲什麼生氣，但是腦中一片空白。令我驚訝的是，其後我並未頭痛——而且直到今天爲止，我再也沒有頭痛過，不過我每年還是會閃現幾次「光」。

現在回想起來，我很清楚自己當時爲什麼會偏頭痛，也知道自己到底在壓抑什麼。現在，每當收到警告訊號，我通常都可以搞清楚自己爲什麼生氣，我也不斷地被這個事實所震驚：無論我承認自己壓抑了憤怒多少次，我都會一次又一次地去壓抑憤怒，它顯然是我本性的一部分，我心理發展的方式，就是會這樣做。但是瞧瞧知識的力量多麼強大。透過意識到自己在做什麼，我可以阻止非常討厭的生理反應。就像對付緊張性肌神經症候群一樣。

心靈與皮膚：痤瘡和疣

這些皮膚病與情緒之間似乎有著密切的關係。幾乎就像所有的身心過程一樣，沒有實驗室證據能夠證明情緒的致病作用，但是絕對有大量的臨床證據。痤瘡是緊張性肌神經症候群患者常見的「其他症狀」之一，甚至在他們背部出現問題時，痤瘡仍然存在。

還有一個故事是這樣的，故事中的男子戴著婚戒的那根手指下長了一個皮疹，會癢；他與妻子一離異之後，皮疹就消失了。他戴別的金戒指都沒有長出類似的皮疹。

有人認爲，濕疹和乾癬等這類皮膚病與情緒有關。我傾向於同意這個看法，但是拿不出證據來證明或駁斥。

巫醫

心靈力量的證據就在我們身邊。安慰劑反應無處不在。大多數醫療人員的成功有一部分是得益於這種現象，如果不是安慰劑效應，有一部分人根本就治不好。

幾年前，我在一九七一年八月／九月出版的《自然歷史》雜誌上發現一篇文章，標題爲〈在偉大的宇宙建築師力量之下〉（Under the Power of the Gran Gadu, *Natural History*, Vol. 80, No. 7），作者是路易斯・惠頓（Louis C. Whiton），這篇文章是身心互動的絕佳例子。多年來，惠頓博士一直在南美洲的蘇利南從事人類學研究，他對部落巫醫施行的慶典、儀式和治療特別感興趣，這些巫醫出自一群被稱爲「叢林黑人」（Bush Negro）的居民。兩年來，他的右臂飽受疼痛的折磨，這種痛苦的狀況被認爲是髖骨滑囊發炎引起的（參考第177頁）。不論怎麼治療都沒有用。惠頓博士在私人醫師、五名朋友和蘇利南一家報紙的編輯陪同下，奔波了四十英里（約六十四公里），離開蘇利南首都巴拉馬利波（Paramaribo），進到叢林裡，接受巫醫芮尼（Raineh）的治療，這位巫醫的聲望很高。惠頓博士的文章中有一張芮尼的照片，芮尼的長相令人印象深刻。

惠頓博士非常仔細地敘述這場儀式，儀式從午夜開始，持續四個半小時之久。步驟很多：必須保護患者不受惡靈的侵害，必須審問患者的靈魂，問出他的前世，還要招來當地善良的神靈，必須從患者的身體裡面「驅魔」，將它轉移到巫醫身上。就在那個時候，惠頓博士從地上起身，發現自己的疼痛消失了。儀式繼續進行，要將「魔」從這位巫醫身上轉移到一隻雞身上，還要以施咒等程序收尾，防止「邪靈」再次進入患者的身體。

惠頓博士對心靈治癒身體的力量充滿信心，毫無疑問，他的治療注定會成功。但是，這種傾向對於置身在美國的他沒有用。他需要一個有權勢且有地位的治療師——於是他在蘇利南的叢林裡找到了。

我不贊成安慰劑療法，正如我在其他地方講過的，它們的效果通常是暫時的。我之所以講這個故事，是因爲這個例子正好可以說明心靈力量的作用之大。

亨利・畢闕（H. K. BEECHER）博士

畢闕博士是美國最早認眞研究疼痛的其中一名學者。一九四六年，他在《外科年鑑》上發表一篇論文，標題是〈戰火中的傷員之痛〉（**Pain in Men Wounded in Battle**, *Annals of Surgery*, Vol. 123, p. 96）。這篇文章的觀察極爲有趣，因而多年下來廣爲援引。如今畢闕博士漸漸變得不爲人知，原因出在他所講的內容已不再爲研究疼痛的學生所接受。

畢闕博士於二次世界大戰期間，在歐洲戰場上的不同地點，詢問兩百一十五名重傷的士兵，時間就在他們受傷後不久，他發現他們之中有七十五%的人幾乎不覺得痛，所以不需要用到嗎啡。考慮到強烈的情緒可以阻斷疼痛，畢闕博士進一步推測：「關於這一點，重要的是考慮到士兵的處境：士兵的傷口突然將他從一個極其危險的環境中解放出來，那是一個充滿了疲勞、不適、焦慮、恐懼和眞正死亡之險的環境，還給他一張通往醫院的安全通行證。他的麻煩結束了，或者他自以爲結束了。」

英國歷史學家馬丁・吉爾伯特❻（Martin Gilbert, 1936-2015）爵士在他寫的《二戰全史》（*The Second World War: A Complete History*）中指出，爲了避免精神崩潰，每隔一段時間不得不解除步兵的職務；二戰期間，美國醫務總監的一份報告則加強了此一觀察。這份報告說：「受傷或傷害並不被視爲不幸，而是幸運。」

這裡再舉一個心靈可以改變或消除疼痛的另一種方式。良好的精神、愉快的態度、積極正向的情緒狀態，顯然能夠阻止或預防疼痛。只不過目前我們還不知道它是如何運作的。

但是，緊張性肌神經症候群的治療過程是如何運作的，我們的確是多少知道一部分。了解大腦是怎麼回事，使得這個過程變得毫無意義，使自律神經系統異常的刺激不再，疼痛也會隨之消失。我們還沒有發現的是，情緒現像是如何能夠刺激生理現象，而目前這可能超出

❻著有《邱吉爾的一生》。

我們的思維範圍。但它們確實做到了，這點是毋庸置疑的，但是就目前而言，我們可能不得不滿足於班傑明．富蘭克林的評論：「對我們來說，了解自然界如何執行它的法則，並不是很重要：我們只要知道法則本身就夠了。」

附錄：患者來函

有許多患者寫信給我，講述他們罹患緊張性肌神經症候群的經歷，還有他們讀了我寫的書所取得的成果。

我就讓他們自己現身說法吧……

薩爾諾醫師您好：

我在一九八七年七月初給您寫過信，這封信接著談其後所發生的事。……很高興在此向您報告，我的背部問題是緊張性肌神經症候群無誤，我已經百分之九十五擺脫了疼痛。偶爾我會發現還是有點痛，不過從我的心裡面（不必然從我的生活中排除掉！）排除掉壓力的根源之後，我的進展很大。我最嚴重的問題是不能坐，由於我做的是內勤工作，這造成工作上的困難。過去我坐的是一張特殊的椅子，好將大部分重量放在我的膝蓋上，現在我可以長時間坐在普通椅子上，都不用考慮到我的背部！

薩爾諾醫師您好：

您的信……終於送到了我手上。……過去這三個星期，我一直在照顧生病的母親。這無疑是一次考驗，考驗我的背會不會又開始疼起來！……我知道我的背根本就不會痛，除了不時要照顧老人所帶來的疲勞，加上決定將她送進「安養照護中心」……兄弟住的地方，然後去我母親家，花一個星期收拾一切，再將房子掛牌出售。當然這會是形成壓力的一個原因！

總之，好消息是我沒讓這個情況給我帶來過大的壓力……我知道我回家以後……休息個幾天，我就會沒事的。

……我認爲您這套緊張性肌神經症候群的理論說得很準，我希望能盡可能讓更多的人從您的研究中受益。……

薩爾諾醫師您好：

……我的背痛是從下背部開始痛起的。那時候我才二十五、六歲（我現在是三十四歲）。到了三十歲，背痛已經蔓延到我的肩、頸、背部。這種痛是慢性的，往往會使人虛弱不堪。我找過家庭醫師看過幾次診都沒有用之後，又看過神經科醫師，又在一個朋友的推薦下，轉而尋求整脊治療。經過長達兩年半，每週一到三次的「調整」，我的疼痛有所減輕且得到了控制，只是並非徹底痊癒。身爲海軍軍官，我會派駐到海外，不久之後也可能出海執行任務，心知如果我還想繼續我的軍旅生涯，就必須結束自己對整脊治療的依賴。就在這種兩難之間掙扎的時候，有一個親戚的朋友將您的教育課程介紹給我。……

……我意識到您對緊張性肌神經症候群患者的說法，套在我身上眞是一針見血。此外，您用生理學徹底解釋緊張性肌神經症候群，在我聽起來很有道理，在此之前我從來沒有（從醫師那裡）聽過或是讀過這方面的東西。終於找到一個人，不僅理解我所經歷的一切，還能從合理的醫學推理和經驗出發，爲我帶來希望，眞是令人如釋重負！我立即接受自己患了緊張性肌神經症候群的診斷。（也許是因爲有一位任職海軍的資深背部專家，最近詳細看過我的背部和頸部X光片，得出一個結論說，我的脊椎並沒有錯位，椎間盤並沒有異常，也沒有關節炎的跡象，也許是知道這件事後加速了我對這件事情的接受。）我又將您的書讀了兩遍之後，大約兩個月的時間，我的背部和頸部疼痛基本上消失了。過了兩、三週後疼痛再度上身，不過我只要將注意力重新集中在緊張性肌神經症候群的診斷上，大約一週過後，疼痛再次消失了。從那時候起，我有過幾次舊病復發，但是同樣的知識療法很快就化解了我的舊病復發，每次復發持續的時間也愈來愈短。

……我認爲自己的緊張性肌神經症候群得到了控制。我知道它可能永遠不會完全消失，但是我有信心自己可以控制它，無需仰賴手療師、醫師或別人。再次與妻兒重享天倫之樂，軍旅生涯也重新回到正軌，我對未來充滿了希望。……

薩爾諾醫師您好：

……一九七〇年，我被診斷出椎間盤突出。我處理得很好，直到一九七九年又經歷一次嚴重的復發。我看過的第二個醫師（那年我看了四個醫師，其中兩位說是椎間盤突出，另外兩位說不是）告訴我，我有兩塊脊椎骨靠太近了，導致我的肌肉不平衡。我每天虔誠地做兩次運動（從那時候起一直到今年春天）。運動讓我下得了床（一九七九年我有很長的時間裡都在臥床），但是我從來沒有好過。然後到了一九八六年，我的情況變得更糟了。我的大腿內側會抖，而且痛得厲害。我愈來愈害怕。我怕背部需要開刀，因爲手術的結果因人而異。

讀過您的書後，我開始無視疼痛，更重要的是，我不再害怕疼痛，現在我想做什麼就去做。我仍然感到有些不適，但我繼續堅持下去，疼痛就會消失。

這本書很棒。您可能會出現的症狀，疼痛，臥床休息，更痛，恐懼，恐懼，恐懼，這一套惡性循環。它讓您束手無策，令人沮喪。我等了幾個月，看看長期下來這個辦法是否眞的有效。它會繼續維持下去的，所以我寫信是想說：謝謝您。

薩爾諾醫師您好：

……我被診斷出第五節椎間盤突出，伴有坐骨神經痛，從康復至今已有約十六個月。閱讀您寫的書之前，我看過兩位出自（一所知名）醫學院、備受推崇的骨科醫師，也看過一位手療師，他們都向我保證，我的電腦斷層掃描結果和臨床症狀證實醫師對我的診斷無誤。我遵照醫囑臥床數週，服用消炎藥，他們還告訴我不確定是否能康復。

將近四個月的時間裡，我忍受著巨痛，行動嚴重受限。我是臨床心理學家，不得不躺著看診。開車對我來說非常痛苦，我覺得自己只能走一小段路。我以前過得很活躍、一天到晚運動，這樣的生活方式即將成爲過眼雲煙。隨著我的失能時間愈拖愈長，我擔心需要做手術，而手術結果則是不確定的。

最初讀到您的書，我抱著懷疑的態度，卻又情不自禁地感到興奮。儘管自己受的是心理學訓練，卻又全盤接受骨科醫師對椎間盤損傷的機械式解釋，毫不懷疑。先前我已經注意到緊張時我會更痛，但是這並沒有改變我對自己「受損」的看法。您的書提供另一種合理的科學解釋讓我思考。

我很清楚，除了背痛和腿痛，我幾乎什麼都不想，而且我對自己的一舉一動非常恐懼。想到會進一步傷害自己的脊椎，這個影像就在我心頭揮之不去。讀過您的書之後，我突然想起自己第一次出現症狀是發生在一次心情非常緊張的事件前後。我以前遇到壓力大的時候患過胃腸道疾病，所以我的背部問題可能是身心症引起的，在我聽起來是有些道理。

我有一個朋友同樣是被您的書「治癒」，在這位朋友的建議下，儘管很痛，我還是試著讓自己變得更活躍。雖然第一次嘗試增加活動量很可怕，但我很快意識到這些活動並沒有使我的疼痛加劇。我還注意到，明明電腦斷層掃描顯示我只有右側突出，但是疼痛從這條腿移到另一條腿。這一觀察令我感到振奮。我還記得自己繞著街區走了一圈，發現左腿和右腿都痛，那一刻我高興地笑了。您是對的！整個磨難都是肌肉緊張造成的，我的人生並沒有眞的毀了！

意識到這點後的兩個星期內，我重拾自己的人生。我開始散很長的步，正常地坐。疼痛在逐漸減輕。我注意到，只要有人在談話中提起椎間盤這幾個字，我的疼痛就會加劇。我不得不多次重讀您的書，保持自己的信心，每次讀完書，我的疼痛都會減輕。我對這份新的理解還不是很有把握，再說一想到您有可能是錯的，就很容易被重新啓動恐懼—疼痛—恐懼—疼痛這個循環，所以我避免接觸我的骨科醫師，以及相信自己有背部結構性問題的人。

開始康復之後，我看過一位物理治療師，她覺得您的想法聽起來很有道理，還幫我增加運動範圍，重建我的肌力。現在回想起來，她對我的幫助最大，讓我對再次動起來很有安全感。

過去這一年裡，我的身體活動一直不受限制。我做很多對第五節腰椎椎間盤突出和坐骨神經痛患者來說應該是很糟糕的事，比方說飛去泰國（在飛機上坐了二十六個小時）、在地下室打造出一個房間、滑雪、健行、抱小孩和揹著背包徒步旅行。我很少感到坐骨神經痛，即使感覺到痛也是很輕微。我不再去想著我的背；相反地，我想的是到底什麼事情讓我感到焦慮或緊張。我把坐骨神經當作反映焦慮用的良性指標來看。

我知道……您聽過很多像我這樣的故事。我希望這封信能夠對別人有所幫助，那些像我一樣患醫源病❶的人，這是我的骨科醫師對身心症有所誤解造成的，明明最初它是無害的……

薩爾諾醫師您好：

很高興能就您的書及其對我的影響，發表我的意見。

一九八七年夏天，有一天在打網球的時候，我的背部突然遭遇一起令人失能的「事件」。十幾歲的時候，我的背部有過一點小問題，但是其後這二十多年來一直沒有出現什麼症狀（我今年四十一歲）。我設法去上班，但是我的老闆看到我，他的背部有毛病（現在還是有毛病），最終做了手術，他命令我回家，馬上去看醫師。

在診療室裡，骨科醫師拖出脊柱模型，展示給我看，神經是如何卡在骨頭和軟骨之間，造成我當下所感受到駭人的痙攣。他的建議是臥床休息兩個星期，當然不能去參加我計畫在十天後就要展開爲期一週的自行車之旅。一想到缺勤兩週的工作量，再加上需要長時間的療養，顯然我的病很嚴重，我立刻就出了一身冷汗。

好吧，實際上我只在床上躺了五天，雖然還是很痛，然後我就回到工作崗位上了。由於無法久坐，我每天有好幾個小時是躺在辦公室的地板上，身邊放著電話。然後，我帶著醫師開的美林（Motrin）消炎止痛藥和舒筋靈（Robaxin）解熱鎮痛劑，開始那趟自行車之旅。奇怪的是，儘管我每天都要在自行車上騎乘五個小時（啊哈，線索＃1），實際上卻發現隨著一週時間漸漸過去，我的背部感覺好多了。

接下來的那十個月裡，我還有幾次不太嚴重的發作。每次遇到這樣的情況發生時，我都會收起運動鞋和網球裝備，等待疼痛消退（同時想像我的脊髓被脊椎骨上的椎間盤突出擠壓，鋸成兩半）。然後就在一九八八年春天，恰逢我的人生當中壓力特別大的時候，我的背痛再次發作，時間持續了好幾個星期。大約就在那個時候，有一個朋友……多年來一直有慢性的背部問題，對我說起您。我很懷疑，退一步說是懷疑……

我想您可以這樣說，我花了往返紐約兩趟的通車時間讀完這本書，這本書改變了我的人生。想到我是一個這麼典型的代表，就令人尷尬，但是另一方面，知道自己是一個再普通不過的正常人又讓我感到安心。這本書讓我清楚明白，雖然背部痙攣確實是真實的存在，但它

❶通常是指因醫療意見、醫療過程、藥物治療或醫療器材，對病患造成不良的影響。

們就是肌肉的血流不足喪失了功能……

雖然我覺得社會可能對自癒力抱著不切實際且過高的期望（例如隱隱指責癌症患者沒有能力戰勝疾病，將責任歸咎於患者本身），但我現在絕對相信，大部分的幸福就在我們每個人的掌握之中。就在問題出現的時候，您的書簡單為我指明前進的方向。

薩爾諾醫師您好：

您的書確實是一種解脫之道。附上我寫給醫師的信，也許最能總結我的狀況。……我希望我的書面感謝函，能夠準確反映出您的書為我和我妻子所帶來的解脫。謝謝您。

（附件）

X醫師您好：

我寫這封信是想讓您知道，自從上次在十一月見過您以後，我的進展有多大。我們上次談話時，您看過我做的核磁共振造影結果。當時我幾乎要默許您提出來的手術建議；經過長時間的臥床休息後，我的病情並沒有好轉，其後所做的核磁共振造影似乎顯示我的椎間盤突出。

看過您之後，我試著找了一個手療師，卻無濟於事。我的腿痛時好時壞，並沒有固定的模式。然後在聖誕節那段期間，我取消所有的度假計畫，決定花三個星期的時間來治療我的背。但是一週過後，我的背痛有增無減。坦白說，我十分擔心。我幾乎已經認命，打算適應一種受限的生活方式。直到有一個家人寄給我一本關於背痛的書，我覺得你應該看看這本書。

這本書的內容很精采，它對疼痛和同類的疾病做過一番詳盡的描述之後，將我的背痛歸因於緊張所引起的肌肉痙攣。治療方法：下床，恢復正常生活——讓血液往痙攣的肌肉循環，然後放鬆！

讀完這本書後，我所做的第一件事（請注意，我當時正處於難以承受的疼痛之中），就是上車，拿掉靠背，一連開上四個小時的車。最後我把車停好時，背已經不痛了。接下來的三、四天，我幾乎一整天都坐著，沒有休息，我還在沙灘上快走。疼痛日漸消失。一週半過後，我打了一個半小時的壁球，三場都打贏——沒有感覺到任何痛。

由於並沒有什麼特別的事件導致我的疼痛，而是在辭去工作打算要去念研究所，卻沒有被研究所錄取的時候突然出現的，所以肌肉痙攣的診斷是有道理的。我正打算改變我的職業生涯範疇，要麼我就在那個時候縱身一躍，要麼根本不作爲。那時候如果您告訴我，我的「壓力太大」就是在開我玩笑。

我寫這封信的主要目的是感謝您所花的時間和耐心，最重要的是，可以幫助別人。

薩爾諾醫師您好：

我要感謝您，您對我的健康幫助太大了，也因此提高了我的生活品質。……

我打電話給您的時候，已經被嚴重的背痛（上背痛和下背痛，還包括坐骨神經痛）折磨了七年之久。我還經常出現嚴重的腸道痙攣；我的胸口劇烈疼痛；我的膝蓋、腳踝、手肘、手腕、指關節和一邊的肩膀也都會痛。

所有的痛，尤其是背痛，嚴重侷限我的工作和娛樂能力。我無法掃地、洗碗、抱嬰兒

（或是任何一件超過三磅（約一點四公斤）的東西）、從事運動等。甚至連梳頭都會痛。

過去的我身強體壯、積極活躍，極需要消耗我的體力——我（和其他人一樣）認爲這就是我背部出問題的原因。

第一次去看醫師，醫師告訴我要盡可能減少活動，不要做任何會造成傷害的事，再說可能有很多事都會造成傷害。

我遵照醫囑。接下來這七年裡，我成了所謂背痛原因和治療方法的「專家」，但結果卻毫無幫助。我做過十四次針灸治療、十七次整脊療程、十七次「身體平衡」療程、十三次羅夫身體結構整合（rolfing）療法、幾次物理治療，試過一次「阻斷神經的經皮神經電刺激器」，參加過「專治背痛訓練班」，還加入健康水療中心——去游泳、使用按摩浴缸、做蒸汽浴，做了許許多多按摩等。有一位醫師認爲這可能是「原發性纖維肌痛症候群」（primary fibromyalgia syndrome），還嘗試讓我服用左旋色胺酸和維生素B6。

這一切的治療在當時似乎都有一點用，但我仍然繼續承受著難以置信的痛。

與您談過後，我考慮去看心理治療師，但是我又決定試試先不求診。我開始意識到，導致我緊張的並不是一個潛在的大問題，而是日常生活中的小事，我已經學會害怕和／或造成緊張的任何一件小事，都會開啓疼痛的循環，更緊張、更痛，如此反覆下去的循環。如果起因是未解決的心理衝突，我注意到大多數的時候其實我不需要去解決它，疼痛就會消失，只要意識到這是我疼痛的根源。不過我確實發現，自己解決事情比以前更快。

我爲自己能夠將痛到很難受的的痙攣變成一個訊號，因而知道有什麼事（在情感上或精神上）在困擾著我，然後在短短一分鐘內或更短的時間內，完全化解這份疼痛，這種能力讓我心花怒放。

我花了四個月的時間才能將這個過程掌控好，然後不到一年之內，我就可以對親朋好友說：「是啊，我的背終於治好了。我已經擺脫了疼痛！」

除了背不再痛之外，同時我之前提到的其他身體部位也不痛了。最後我又可以像七年前那樣工作和娛樂了。眞是一大解脫！

薩爾諾醫師，我會永遠感謝您。您有這份勇氣和善心，做您已經做了二十多年的事，幫助人們永遠擺脫致殘的疼痛。

謝謝。

薩爾諾醫師您好：

……我的病情大有改善，比起過去受苦受難的生活，我現在過著正常而積極的生活。我試著讓別人知道，他們也可以從您的研究中受益。

我只是想讓您知道，有這麼一個人深深感激您，這個人與您素昧平生，但是這個人深深受到您良好的品德所影響。

再次致上我由衷的感謝。

薩爾諾醫師您好：

……讀您的書改變了我的人生。我患有慢性疼痛症，也試過許多「治療方法」，但是這些方法都不管用，直到我讀了您的書。

薩爾諾醫師您好：

去年之中，我有六個月之久嚴重腰痛。了解您所提出的緊張性肌神經症候群理論後的兩週內，我的背痛就消失了。我非常感謝您，也想讓您知道您對我的遠距影響。

一九八八年七月，有一天早上慢跑完後，我感到腰部一緊，一陣痛從左腿後側一路延伸到整隻腳。就在二十四個小時之內，我的背痛得厲害，不得不去看手療師。我馬上開始按照他的治療計畫，躺了幾天，同時盡可能多冰敷，接著開始做溫和的伸展運動、在室內踩健身腳踏車，使用護腰，後來又戴上背架。手療師告訴我，我的肌肉緊繃，下背脊椎的韌帶不穩，椎間盤可能還有輕微的損傷。我相信這位手療師，也很喜歡他，再說以前我的頸部和臀部肌肉損傷，他也治好過，所以我很老實地遵循這套治療計畫。我繼續工作，經常躺下，定時散個小步。

不幸的是，疼痛並沒有減輕。相反地，情形似乎變得愈來愈嚴重。八月裡，我休假那幾週，我感到疼痛稍微有所緩解，但是我一回到工作崗位，疼痛依然嚴重。我相信，正如人家告訴我的那樣，我傷到了自己，所以我對自己非常小心：不再慢跑，調整辦公室的座椅，加放腰靠，小心自己的移動方式，而且由於幾乎做什麼都會傷到我的背，我又擔心做什麼都會打亂痊癒的過程，我開始幾乎是全面地限制自己的生活。

到了十一月，我比以往都要痛。我開始做了一連串的檢查，希望能找到一些解釋。我的手療師並不認爲我有什麼嚴重的大問題，但是他也和我一樣，對我沒有康復感到困惑。我做過關節炎檢查、X光攝影檢查、核磁共振造影和神經系統檢查。做了這麼多檢查，只得到一個結果，神經科醫師也不知道是怎麼回事，只能建議我試試游泳。

到了十二月，我已經痛到幾乎無法坐下來工作，也很難集中精力。我是一名心理治療師，所以能夠專心關照患者至關重要。痛苦萬分之下，我決定休幾個月假，嘗試自我治療。

到了這個時候，我急切地想要找到解決這個問題的方法。猶豫再三，我找了一位通靈人。她也告訴我，我的背部肌肉痙攣，韌帶鬆弛阻礙肌肉癒合。她推薦我去找一位中醫指壓。做過五、六次疼痛難忍的療程後，那位中醫（透過翻譯）告訴我，按理說我的病情應該有所好轉才對，對此他表示很困惑。他聽說我不但在冰敷還做運動，他說：「哎呀，不對，你應該保暖，放輕鬆，就當自己在度假。」令人驚訝的是，經過一個週末的完全放鬆以後，我感到一點點緩解。

因此，就在（一九八九年）一月接下去那個星期一早上，我收到一位大學時期的老朋友（他知道我背痛）的來信，還有一篇發表在《紐約雜誌》雙週刊上的文章影本，作者是東尼．史瓦茲（Tony Schwartz），內容談及薩爾諾醫師奇蹟般治癒他的背痛，時機已經成熟，我準備好聽取您的想法。那一整天我都在打電話，與我這位朋友認識的人攀談，他們都聲稱做過同樣神奇的治療，……於是我致電您的辦公室。我被告知大約可以在六週後見到您，您會在兩週後打電話跟我預約時間。

等待期間，我開始自我治療。我馬上就感到緊張性肌神經症候群的診斷是對的。因此，我很容易就對自己說。沒什麼大不了的，我沒受傷，疼痛是緊張引起的，它會消失的。我還使用冥想放鬆技巧，練習放鬆背部，並試圖找出潛在的衝突。由於做了許多年的心理治療，我很驚訝自己居然會用身體去表達無意識的衝突。不過，我認爲這個衝突與我不爲自己挺身而出有關。

兩週之內，在放鬆的情況下疼痛消失了。不到兩個月的時間，我就和以前一樣活躍了。如果我在看電影的時候又痛起來，我會一個星期每天晚上都去看電影，還告訴自己疼痛會消失。疼痛確實消失了。等到您打電話來跟我預約時間，我正在康復中，於是決定我可以治癒自己。

到了一九八九年五月，我發現是眞正無意識的衝突導致緊張……還有我的背痛。很明顯，我的背痛/緊張是在那段時間出現的身體症狀的一部分（腸胃不適、反覆泌尿道感染、五十肩），這些是我的身體憶起早年遭受亂倫性侵造成緊張和背痛，所出現最初的徵兆。

過去這一年裡，由於拒絕去想起遭受性虐待帶來的痛苦感受，我有過輕微、短暫的背痛復發。不過我知道，當我治癒心理創傷後，背痛的一切跡象都會消失。

我要再次重申我對您的感激之情。您的想法不僅爲我提供一個理論架構，讓我治癒了背痛，還幫助我發現這種緊張和疼痛背後眞正的含義。現在徹底治癒已經開始了。

非常感謝您。

衆生系列　JP0224

背痛不是病！：
不要再被大腦騙了！憤怒、壓力、低落的情緒才是疼痛的元凶
Healing Back Pain: The Mind-Body Connection

作者　　約翰・E・薩爾諾醫師（John E. Sarno, MD）
譯者　　夏荷立
責任編輯　　劉昱伶
封面設計　　周家瑤
內頁排版　　歐陽碧智
業務　　顏宏紋
印刷　　韋懋實業有限公司

發行人　　何飛鵬
事業群總經理　　謝至平
總編輯　　張嘉芳
出版　　橡樹林文化
台北市南港區昆陽街 16 號 4 樓
電話：886-2-2500-0888 #2736　傳眞：886-2-2500-1951
發行　　英屬蓋曼群島商家庭傳媒股份有限公司城邦分公司
台北市南港區昆陽街 16 號 8 樓
客服專線：02-25007718；02-25007719
24 小時傳眞專線：02-25001990；02-25001991
服務時間：週一至週五上午 09:30-12:00；下午 13:30-17:00
劃撥帳號：19863813　戶名：書虫股份有限公司
讀者服務信箱：service@readingclub.com.tw
城邦網址：http://www.cite.com.tw
香港發行所　　城邦（香港）出版集團有限公司
香港九龍土瓜灣土瓜灣道 86 號順聯工業大廈 6 樓 A 室
電話：852-25086231　傳眞：852-25789337
電子信箱：hkcite@biznetvigator.com
馬新發行所　　城邦（馬新）出版集團
Cité（M）Sdn. Bhd.（458372U）
41, Jalan Radin Anum, Bandar Baru Seri Petaling,
57000 Kuala Lumpur, Malaysia.
電話：+6(03)-90563833　傳眞：+6(03)-90576622
電子信箱：services@cite.my

一版一刷：2024 年 8 月
ISBN：978-626-7449-19-6（紙本書）
ISBN：978-626-7449-17-2（EPUB）
售價：450 元
城邦讀書花園
www.cite.com.tw

國家圖書館出版品預行編目（CIP）資料

背痛不是病！：不要再被大腦騙了！憤怒、壓力、低落的情緒才是疼痛的元凶 / 約翰・E・薩爾諾醫師（John E. Sarno, MD）著；夏荷立譯. -- 一版. -- 臺北市：橡樹林文化出版：英屬蓋曼群島商家庭傳媒股份有限公司城邦分公司發行，2024.08
面；　公分. --（衆生：JP0224）
譯自：Healing back pain : the mind-body connection.
ISBN 978-626-7449-19-6（平裝）

1.CST: 背痛　2.CST: 疼痛醫學　3.CST: 心理治療法

415.942　　113007903

填寫本書線上回函